KB123837

완전
배출

조승우 한약사의 완치 시리즈 1

완전
배출

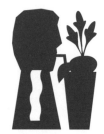

채소·과일·무첨가 주스는
어떻게 비만과 질병을 몰아내는가

조승우 지음

사이몬북스

조승우 한약사의 완치 시리즈 1

완전 배출

초판 1쇄 발행 2023년 9월 1일
초판 25쇄 발행 2024년 4월 29일

지은이   조승우
디자인   책만드는사람
교정   이슬기(010-5172-2329)
인쇄   더블비
유통   협진출판물류
펴낸곳   사이몬북스
펴낸이   강신원
출판등록 2006년 5월 9일 제16-3895호
주소   서울시 영등포구 영등포로 150, 생각공장 당산 B동 1212호
전화   02-337-6389
팩스   02-325-7282
이메일   simonbooks@naver.com
등록번호 ISBN 979-11-87330-29-5 13510

* 잘못된 책은 구입한 서점에서 바꾸어 드립니다.
* 값은 뒤표지에 있습니다.

해봤어?

갈등葛藤이라는 단어가 있습니다. 여기에서 '갈'이란 왼쪽으로 휘어지면서 자라는 칡 갈葛자이고 '등'이란 오른쪽으로 휘어지면서 자라는 등나무 등藤자입니다. 왼쪽으로 휘어지는 칡나무와 오른쪽으로 휘어지는 등나무가 서로 부둥켜안은 상태, 즉 이러지도 저러지도 못하여 꼬인 상태가 갈등입니다.

제가 산 음식, 즉 채소와 과일만 부지런히 먹어서 몸속의 노폐물을 완전히 배출하면 다이어트도 당뇨도 고혈압도 필요 없다고 주장하면 많은 분이 갈등을 겪게 됩니다. 이 의사는 이렇게 말하고 저 의사는 저렇게 말하는데, '그 복잡한 질병과 다이어트가 어찌 그리 간단하다는 말입니까?'라고 되려 질문합니다. 그러면 저는 현대차와 현대그룹의 창업자 고竝 정주영 회장의 명언 '해봤어?'라고 되묻습니다.

1950년대 한겨울 정주영 회장 사무실로 전화 한 통이 걸려왔습니다.

"안녕하십니까. UN군 사령부입니다.

이번에 각국 대표들이 부산의 UN 묘지를 방문하는데

묘지가 완전히 황폐한 상태입니다.

혹시 묘지에 푸른 잔디를 깔아주실 수 있겠습니까?"

하지만 때는 전쟁 후의 한겨울인지라 잔디는커녕 풀 한 포기도 없던 시기였습니다. 정주영 회장은 깊은 고민에 빠졌습니다. 황폐화된 묘지를 각국에서 온 주요 인사들에게 보여줄 수는 없었기 때문입니다. 초등학교 졸업이 전부인 정주영 회장은 대학을 나온 똑똑한 간부들을 소집해 회의를 진행했습니다. 갑론을박을 벌였으나 결론이 나지 않았습니다.

"회장님 아무래도 힘들 것 같습니다."

정주영 회장은 석양의 겨울 들판을 바라보며 생각에 잠겼습니다.

"어떻게 해야 할까? 아무리 생각해도 잔디는 없는데…

잠깐, 꼭 잔디여야 하나?

푸르기만 하면 괜찮지 않을까?"

그는 즉시 트럭을 끌고 부근의 보리밭으로 가서 한겨울에 핀 푸른 보리새싹을 몽땅 사들여 UN군 묘지에 옮겨 심었습니다. 한겨울 푸른 밭에서 각국의 인사들은 호국영령들을 추모할 수 있었습니다. UN군 사령부의 호감을 얻어 각종 공사 수주를 따냈고 지금의 세계적인 현대차와 현대그룹의 기틀을 마련한 유명한 사건입니다.

우리가 똑같은 문제에 부딪혔다면 어땠을까요? 그 당시는 비닐하우스도 없던 시절이라 '겨울에 잔디가 없으니 잔디를 깔 수 없다, 어디 동남아처럼 따뜻한 날씨의 국가에 가서 사 와야 하는데 시간이 촉박해서 불가능하다'라고 생각했을 것입니다. 문제를 해결하기 위해서는 본질을 꿰뚫어보아야 합니다. 중요한 것은 잔디냐 보리냐가 아니라 '묘지가 푸르러야 한다'라는 본질입니다.

통념, 즉 고정관념을 깨는 일은 쉽지 않았습니다. 모든 선풍기 회사들이 어떻게 날개를 달면 더 시원한 선풍기가 될까 연구를 했습니다. 수십 년 동안 연구와 개발을 거듭한 끝에 소리가 아주 적고 전기요금이 덜 나오는 선풍기들을 계속 개발했습니다. 그런데 이때 다이슨Dyson이라는 회사는 '선풍기에 꼭 날개가 있어야만 할까?'라고 스스로에게 질문을 던졌습니다. 그리고 지금의 날개 없는 선풍기가 탄생했습니다. 선풍기는 날개 또는 바람이 그 본래 목적이 아니라 '시원함' 이 목적이라는 깨달음에서 위대한 발명이 시작되었다는 말입니다.

질병과 다이어트 또한 복잡한 이론이 아니라 단순한 사실, '살이 빠지고 질병이 낫는 실천법'으로 귀결되어야 한다고 저는 생각합니다. 병을 낫게 하는 것이 본질입니다. 인슐린이나 당화혈색소와 같이 알 수 없는 이론은 본질이 아닙니다. 비타민 B12나 LDL 콜레스테롤과 같이 학자들의 이론은 본질이 아닙니다. 저는 이 본질에 대한 실천법으로 '살아 있는 음식, 즉 채소와 과일을 부지런히 먹으면 모든 문제가 해결된다'라는 의견을 제시했습니다.

저의 이 생각은 문득 떠오른 생각이 아닙니다. 많은 인류학 서적과 진화생물학 서적을 탐독한 후의 결론입니다. 세상의 많은 건강 서적을 읽고 환자들을 상담해본 결과입니다. 잠 오지 않는 겨울 새벽 외로운 들판에 서서 깨달은 결과입니다.

모든 인생이 그러하듯 진실은 단순했습니다. 저도 아주 복잡한 한의학 이론과 현대의학을 공부한 1인이지만, 진실은 아주 가까운 곳에 있었습니다. 저와 함께하는 수많은 환자와 독자들이 이를 속속 증명하고 있습니다. 저 또한 생각을 바꾸어 날씬한 몸과 질병 없는 몸을 가지게 된 1인이기도 합니다. 〈감옥으로부터의 사색〉이라는 책을 쓰신 故 신영복 선생님은 다음과 같은 명문장을 남겼습니다.

"머리 좋은 것이 마음 좋은 것만 못하고

마음 좋은 것이 손 좋은 것만 못하고

손 좋은 것이 발 좋은 것만 못한 법입니다.

관찰보다는 애정이, 애정보다는 실천이,

실천보다는 입장이 더욱 중요합니다.

입장의 동일함. 그것은 관계의 최고형태입니다."

고된 노동을 통해 번 돈으로 이 책을 구입하시고 이 책의 맨 첫 장을 열어주신 고마운 당신은, 이제 저와 함께 신영복 선생님의 명제 '입장의 동일함'이라는 관계를 맺었습니다. 이 책의 맨 끝까지 다 읽으시고 실천에 실천을 거듭해서 몸속의 노폐물을 모두 밖으로 몰아내면, 질병과 비만 또한 사라질 것이라 저는 장담합니다. 그때가 되면 어린아이처럼 투명한 피부와 날씬한 몸매로 변화된 당신의 모습에 놀라워하는 가족들에게, 그리고 복잡하고 현학적인 서양의 이론으로 당신에게 반박하는 친구들에게 정주영 회장의 이 말씀을 꼭 전해주시기 바랍니다.

"해봤어?"

— 한약사 조승우

—

가장 좋은 아침 식사는
아침 공기와 긴 산책이다

헨리 데이비드 소로우의 〈월든〉중에서

1장

저도 죽다 살아난
1인입니다

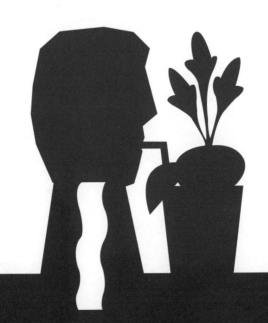

¤ ¤ ¤
우리의 생각은 외부에 의해서 프로그래밍 되어있습니다.
이 프로그래밍된 벽을 깨야 합니다.
그러나 알이 밖에서부터 깨지면 생명이 끝이 납니다.
알은 내부에서 깨져야만 생명이 시작됩니다.
위대한 것은 모두 내부에서 시작됩니다.

10년 동안 아직도 177cm에 62kg,
병원 근처에 가본 적도 없습니다

저는 원래 한약사가 꿈은 아니었습니다. 20대 때 첫 직장인 은행원을 시작으로 정말 열심히 영업을 했고 야근과 야식을 밥 먹듯이 했습니다. 그렇게 20대를 보내고 은행에서 돈을 만지다 보니 '그럼 나도 한번 돈을 더 만져볼까?' 이런 욕심에 빠져들었습니다. 그래서 제가 선택한 것은 바로 커피 사업이었습니다. 로브스타, 예가체프 등 각종 커피를 직접 맛보고 시음하고 로스팅까지 하면서 저만의 다이어트 커피를 개발하는 데 성공했습니다. 그렇게 승승장구하면서 커피 사업이 어느 정점에 이르던 순간, 몸무게가 80kg이 넘어가면서 극심한 심장 통증을 느꼈습니다.

그 당시 저는 대한민국의 보통남자들처럼 빵과 과자와 아이스크림을 먹었고 돈가스와 소시지와 짜장면을 먹었습니다. 살이 찌면서 불면증, 소화불량, 어지러움, 두통이 찾아왔습니다. 그 전에 몸에서 신호를 주고 있었던 것을 제가 무시했던 결과였습니다. 그럴 때마다 소화제와 진통제를 털어 넣었습니다. 근육통이 있을 때는 병원에 가서 스테로이드 주사를 맞았습니다. '지금은 내가 더 일에 집중해야 할 때'라고 스스로 세뇌시키고 합리화했습니다.

어렸을 때는 마른 편이었습니다. 밭에서 가져온 것들을 어머니가 밥상에 올려주셨기 때문에 채소와 과일 등도 먹었고 나물이나 밥을 먹는 정도였습니다. 공장에서 만든 공장 음식을 밥상에 올려놓지 않는 현명하신 어머니 덕분에 건강에 문제가 없었습니다.

심장이 쥐어짜는 통증을 느끼고 병원을 찾아가자, 의사는 심장 혈관이 점점 막혀가는 관상동맥질환 초기 증세라고 했습니다. 관상동맥은 심장근육에 혈액을 공급하는 혈관입니다. 심장으로 들어가는 혈관이 좁아져서 결국에 막히게 되는 것이 관상동맥질환입니다. 일종의 동맥경화였습니다. 나중에 공부하면서 알게 된 것인데 이 심장병 중 30%가 증세도 없이 사망하는 돌연사라는 사실이었습니다. 그러니까 3명 중 1명은 자기가 무슨 병인 줄도 모르고 갑자기 사망한다는 말입니다. 골든타임(4시간) 내에 응급실에 온다고 해도 10%는 무조건 사망입니다. 미국인 사망원인 1위이고 한국인 사망원인 2위가 무시무시한 심장병입니다.

저는 의사의 지시에 의해 혈관조영술을 받게 되었습니다. 혈관조영술이란 방사선을 이용해 혈관을 검사하는 방법입니다. 의사가 외부에서 지름 2mm 이하의 가는 나일론 재질의 카테터Catheter를 혈관으로 삽입한 후, 조영제라는 약물을 주사해 얻어지는 영상을 통해 혈관의 막힌 정도를 관찰하는 검사입니다. 고통이 끔찍해서 다시는 받고 싶지 않은 검사였습니다. 그 이후 병원에서 처방해주는 약을 먹었으나 먹을수록 부작용이 너무 심해서 고통스러웠습니다.

이렇게는 안 되겠다는 생각에 결국 늦은 나이에 약대(한약학)에 들어갔습니다. 그때서야, 스타틴Statin 계열의 콜레스테롤 약 때문에 섬유근육통을 비롯한 각종 부작용으로 고생했다는 사실을 알게 되었습니다. 이처럼 스스로 겪어보고 나서야 절대 '병원과 약물은 질병을 완치할 수 없다'라는 사실을 깨닫게 되었습니다. 그 길로 모든 사업을 접고 고향으로 내려가 요양을 하면서 본격적으로 건강 공부에 몰두하게 되었습니다.

저는 '도대체 왜 인간은 뚱뚱해지고 질병에 걸리는 것일까?'에 의문을 가졌습니다. 많은 책을 읽었고 그 저자들이 주장하는 대로 하나씩 실천해보았습니다. 고기를 마음껏 먹으라면 그렇게 했고 방탄 커피(커피에 버터를 타서 먹는)를 마시라면 그렇게 했습니다. 그러나 살도 빠지지 않았고 질병도 심해질 뿐이었습니다.

그러던 중 우연히 '호모사피엔스는 무엇을 먹도록 설계된 동물인가?'라는 명제에 대한 책을 읽게 되었습니다. '왜 야생동물은 비만과 질병이 없는가?'라는 명제에 대한 책도 읽게 되었습니다. 우리의 몸은 우주의 법칙을 그대로 빼닮은 소우주이므로 우리 몸이 아무리 복잡하다고 해도 자연의 법칙에 비춰보면 거울처럼 보인다는 깨달음이 왔습니다. 결국 '아하, 살아 있는 인간은 살아 있는 식물을 먹어야 하는 동물이구나!'라는 깨달음이 왔습니다. 죽은 음식(공장 음식)을 버리고 산 음식(채소와 과일과 무첨가 주스)을 먹으면 비만과 질병에서 해방된다는 진실을 알게 되었습니다.

그날 이후 저는 냉장고 안의 모든 공장 음식(가공육, 우유, 생선, 계란, 빵, 과자 등)을 쓰레기통에 버리고 채소·과일식을 실천하기 시작했습니다. 비건이나 채식이라는 개념이 아니라 '산 음식'이라는 개념을 받아들여 채소와 과일과 무첨가 주스를 주식으로 먹기 시작했습니다.

결과는 놀라웠습니다. 불과 2주 만에 통증이 멈추었으며 살이 쭉쭉 빠지기 시작했습니다. 80kg의 몸을 끌고 다니느라 힘들었는데 서서히 62kg까지 내려갔습니다. 자연에서 가져와 가공하지 않고 그대로 먹었으니 당연히 부작용도 거의 없었습니다. 그 이후 10년 동안 아직도 177cm에 62kg 그 몸무게를 그대로 유지하고 있으며 병원 근처에 가본 적도 없습니다.

동양의학에서 식약동원食藥同源이라는 말이 있습니다. '음식과 약은 하나'라는 뜻입니다. 이것을 뒷받침하듯 음식으로 치료하는 것을 식치食治라 하고 음식으로 치료하는 의사를 식의食醫라고 불렀습니다. 서양의학의 아버지라고 불리는 히포크라테스도 '음식이 약이 되게 하고 약이 음식이 되게 하라'고 했습니다. 그런데 히포크라테스 선서를 서약하고 의사가 된 수많은 이가, 선서가 끝나고 뒤돌아서자마자 자기 '아버지의 뜻'을 거역하기 시작합니다.

음식을 약으로 삼게 하지 않고, 독한 약물을 음식처럼 먹이기 시작합니다. '평생을 약물과 친구처럼 지내라'는 말까지 합니다. 병원 속에 갇힌 의사들은 '음식부터 바꾸셔야 한다'고 쉽게 말하지 못합니다. 그야말로 만사가 귀찮다는 듯 3분 만에 끝냅니다. 컴퓨터에 나타난 그래프와 결과지를 보고 그 유명한 '3분 진료'를 통해 약을 처방하면 그뿐입니다. 저는 지금 의사를 탓하자는 것이 아닙니다. 상업자본주의 의료 시스템의 문제를 이야기하는 것입니다. 환자를 '병을 치료해야 하는 대상'이 아니라 '돈을 버는 대상'으로 보기 때문입니다. 빨리 끝내고 다음 환자를 봐야 돈이 되기 때문입니다.

그러나 저는 이 의사들과 의료 시스템을 탓하지는 않겠습니다. 증상을 완화시켜야만 돈이 되기 때문입니다. 가령 '아파서 못 살겠다'라고 병원에 온 사람에게 '아파야 낫는다'는 통증의 원리를 말한다거나 '통증을 참았다가 통증이 가시면 음식과 생활을 이렇게 바꾸세요'라고 말하는 것은 바보 같은 짓이기 때문입니다. 1차, 2차 수술을 나중에 하게 된다고 할지라도, 당장 디스크 수술을 하고 진통제를 듬뿍 선물해야 돈이 되기 때문입니다. 제 한약국 이름이 '예방원'입니다만 예방은 사실 경제적 이득이 전혀 없습니다. 경제적 이득이 없으므로 의사들에게 동기부여가 전혀 될 수 없다는 말입니다. 이 어처구니없는 의료 시스템에 이의를 제기하는 '참 의사'들의 고충을 제가 충분히 이해하는 이유입니다.

세계적인 암센터들이
채소·과일식을 처방하고 있습니다

누군가 나타나서 '히포크라테스 아버지의 뜻대로' 음식으로 치료할라치면 각종 공격이 쏟아집니다. 특히 채소와 과일은 그 공격의 주요 대상이 됩니다. 신장투석 환자의 경우 '칼륨 수치가 높으니 채소는 먹지 말라'고 합니다. 당뇨환자의 경우 '과일을 먹으면 당 수치가 올라서 안 된다'라고 합니다. '사과 반쪽 배 한 개 이상은 먹으면 안 된다'라는 기상천외하고 비과학적인 가이드라인을 제시하기도 합니다.

유튜브에서는 하얀 가운을 입은 전문가들이 사용하지도 않는 청진기를 어깨에 걸치고 나와서 '과일과 채소는 섞어 먹지 말라'는 말까지 합니다. 심지어 '사과와 고구마와 바나나는 공복에 먹으면 안 된다'고까지 말합니다. 대학에서 영양학을 거의 배운 적이 없는 의사의 훈계에, 몇 푼의 교통비를 받고 방송국 의자에 걸터앉은 아주머니들은 '아하 그렇구나!' 하며 영혼 없는 나무 인형처럼 일제히 고개를 끄덕입니다.

세계 유수의 어떠한 암센터에서도 암 환자들에게 채소와 과일을 먹지 말라는 얘기는 하지 않습니다. 미국 최고의 병원으로 7년 연속 선정된 메이요 클리닉Mayo Clinic에서는 메이요 클리닉 다이어트Mayo Clinic Diet로 명명하여 '채소와 과일 이외의 간식은 일체 섭취하지 말라'는 지령(?)까지 내립니다. 텍사스 대학교의 MD 앤더슨 암센터M. D. Anderson Cancer Center나 존스 홉킨스 의대Johns Hopkins School of Medicine나 메모리얼 슬론 케터링 암센터Memorial Sloan Kettering Cancer Center와 같은 세계적인 암센터들은 모두 채소와 과일을 기본으로 암환자들에게 처방합니다. 열을 가하면 효소酵素, Enzyme, 즉 생명이 죽기 때문인데요. 효소, 즉 생명이 살아 있는 음식은 지구상에 채소와 과일밖에 없기 때문입니다.

채소와 과일은 식후에 먹는 디저트가 아니라 몸의 내부를 청소하는 '청소 음식'이라는 인식의 전환이 필요합니다. 디저트로 먹으면 죽은 음식 뒤에 청소 음식이 들어가서 몸 안에서 발효와 부패가 일어납니다. 과일은 아무 죄도 없이 식품 회사와 제약 회사들에 의해 기소되고 구속되고 징역형을 살게 되었습니다. 저는 과일과 채소는 무죄일 뿐만 아니라, 비만과 질병으로부터 인간을 구원하기 위해 장렬히 전사한 독립투사라고 검찰청과 법원 앞에서 시위하고 있을 뿐입니다.

과일나무는 자기의 열매인 과일을, 호모사피엔스를 포함한 영장류들이 잘 먹도록 최대한 배려합니다. 바로 번식 때문입니다. 동물들의 배설을 통해 자기의 자식들인 씨앗을 멀리 번식하기 위해서입니다. 그러려면 동물들에게 이득이 있게 해야 합니다. 동물들이 열매를 먹은 후 힘이 나고 생명력을 얻게 해야 한다는 말입니다. 번식의 매개체인 동물들에게 해로운 것을 주면 동물들이 다시는 과일을 먹지 않게 됩니다. 과일나무의 번식도 실패한다는 말입니다.

과일나무는 꽃을 피워 벌들을 통해 수정하게 하고 그 꽃에서 열매를 맺습니다. 나뭇잎 대부분은 녹색을 띠고 있습니다. 익지 않은 풋과일들도 대부분 녹색입니다. 동물에게 '아직은 때가 아니니 먹지 못하게' 열매의 색을 나뭇잎과 비슷하게 위장하는 것입니다. 익지 않은 풋과일들은 색도 녹색일 뿐만 아니라 떫어서 먹을 수도 없습니다. 그러나 때가 되면 과일은 노란색, 빨간색 등등 현란한 색으로 동물을 유혹합니다. 자신을 먹고 자손을 널리 퍼트려 달라는 신호입니다. 이처럼 자연은 조화롭고 신비합니다.

현 인류를 호모사피엔스라고 부르는데요. '생각하는 자'라는 뜻입니다. 유전자가 99.6% 동일한 침팬지가 과일과 여린 나뭇잎만 먹고 사는 것처럼, 인류학자들은 우리가 700만 년 동안 채소와 과일을 주식으로 먹으며 진화한 것으로 보고 있습니다. 우리 현생 인류는 야생 소의 목을 낚아채는 날카로운 발톱이 존재하지 않습니다. 또한 우리 현생 인류는 사슴의 살점을 찢을 수 있는 강하고 뾰족한 치아도 존재하지 않습니다. 하지만 우리 현생 인류는 과일을 따고 채소를 뽑을 수 있는 부드러운 손목을 가지고 있습니다. 과일과 채소를 씹은 다음 목으로 넘기는 저작운동咀嚼運動을 할 수 있게 구강구조가 발달되어 있습니다.

우리 호모사피엔스가 주식으로 했던 채소·과일식의 균형은 1만 년 전 농업혁명을 통해서 무너지기 시작했습니다. 불을 사용하면서 집단이 모이고 부족이 형성되고 경작을 하고 가축을 기르면서 우리 인류는 각종 질환에 시달리게 됩니다. 물을 길으러 간다든지 음식을 찾기 위해서 하루 수십 킬로미터를 이동했던 몸의 활동량이 현저히 줄어들었습니다. 야생의 식물을 다양하게 먹어왔던 인간이 밀과 쌀이라는 국한된 음식을 먹으면서 각종 비타민과 유기미네랄 등의 영양소를 멀리하게 되었습니다. 밀과 쌀을 통곡물 형태 그대로 먹지 않고 각종 요리를 위해 분쇄하고 분말을 만들고 해괴망측한 첨가물을 넣으면서 문제가 시작되었습니다.

우리 호모사피엔스가 육식동물이 아니라는 증거는 하늘의 별처럼 무수히 많습니다. 다음은 세계적인 인류학자이자《총, 균, 쇠》

Guns, Germs, and Steel의 저자인 재레드 다이아몬드Jared Mason Diamond가 그의 또 다른 명저 〈제3의 침팬지〉The Third Chimpanzee에서 갈파한 내용입니다.

"초기의 호모사피엔스의 것보다 훨씬 성능 좋은 무기를 가지고 있는 현대의 수렵·채집인에 대한 연구에서도, 한 가족에게 필요한 열량의 대부분은 여성이 채집해오는 식물이 차지하는 것을 알 수 있다. 남성이 가지고 오는 것은 토끼 같은 작은 동물뿐, 모닥불 옆에 앉아서 떠들 만한 영웅담은 못 된다. 이따금 남성이 큰 동물을 잡아 단백질을 공급하는 커다란 역할을 완수하기도 한다. 그러나 그것은 식량이 될 만한 식물이 거의 없고 대형동물 사냥이 주요 식량 공급원이 되는 북극 지방에 국한된 것이다. 그리고 인류가 북극에서 거주하기 시작한 것도 과거 수천 년에 지나지 않는다. (중략) 오랜 역사 속에서의 인간은 위대한 수렵인이 아니라 식물이나 소형 동물을 얻기 위해 석기를 사용하는 약삭빠른 침팬지였던 것이다."

(재레드 다이아몬드 저, 김정흠 역—문학사상사, 1996년, 80쪽)

그러니까 농업이 시작된 1만 년 전 우리 호모사피엔스의 조상들은, 창과 칼을 들고 사냥을 하는 동물이 아니라, 어쩌다 고기를 먹을 뿐인 약삭빠른 침팬지에 불과했다는 말입니다. 그런데 1만 년이 흐른 후 더 무서운 놈이 나타났으니 바로 공장 음식(빵과 과자와 가공육과 햄버거와 탄산음료 등)입니다. 저는 개인적으로 채소와 과일과 통곡물까지만 건강 음식으로 간주합니다. 각종 육류와 공장 음식이 비만과 질병의 원인이라고 강조합니다.

세계암연구기금**WCRF**에서는 최근 약 10년간 5,100만여 명의 식습관과 생활 방식을 조사하여 '암 예방에 도움이 되는 10가지 수칙'을 발표했는데요. 3위가 '매일 400g의 채소를 먹을 것'이었습니다. 1, 2위는 무엇이었을까요? 1위는 '정상체중을 유지할 것', 2위는 '활발한 신체활동을 할 것'이었습니다.

최근 우리나라 국립암센터에서도 '암 예방 수칙 10가지'를 발표했는데 2위가 '채소와 과일을 충분히 먹을 것'이었습니다. 1위는 '담배를 피우지 말고 담배연기도 피할 것'이었습니다. 두 기관 모두 식습관의 핵심은 '채소 · 과일식'이라고 공개적으로 발표했다는 말입니다.

이제 '골고루 먹어라'에서, '과일과 채소를 우선적으로 먹어라'로 바뀌어가고 있는 중입니다. '바뀌었다'라는 표현보다는 '진실에 가까워지고 있다'라고 표현하는 것이 맞을 듯합니다. 이제 많은 사람이 '채소과일이 좋은 건 알겠는데' 먹기 귀찮다는 반응이 나옵니다. 그래서 제가 7대3의 법칙으로 드시라고 주장하는 것입니다. 과일과 채소를 70%로 하고 30%를 일반식으로 드시라는 말입니다. 저 역시 7대3의 법칙을 실천하여 18kg을 감량하고 요요 없이 177cm에 62kg의 날렵하고 건강한 몸을 유지하고 있습니다. 단 2주만 하셔도 기적을 경험하시리라고 장담합니다.

난임의 산모가 아이를 낳았고
매일 울던 아기가 방실방실
웃기 시작했습니다

저는 한약국을 운영 중인 한약사입니다. 전국의 대학병원과 한방병원 등을 전전하시다가 안 되셔서 저한테 오시는 분들이 종종 있습니다. 즉 만성질환을 앓고 계시는 분들입니다. 저는 한약을 전문으로 하는 한약사이기 때문에 어떠한 검사나 진단이나 의료상의 처방을 해드릴 수는 없습니다. 다만 한약사가 가진 고유 권한에 의해서 상담을 해드리고 보건복지부에서 정한 처방 내에서 안내해드리는 것뿐입니다.

많은 분에게 한약이 아닌 채소·과일식 처방을 내리기도 합니다. 저는 더 이상 기적이란 말을 쓰지 않습니다. '완치(완전 치료가 아닌 완전 치유)됐다'거나 '치유됐다'라는 말을 쓰는데요. 그동안 경험한 많은 사례 중 보람찼던 2가지 사례를 소개해드릴까 합니다.

아이를 원하지만 난임으로 고통을 받는 많은 부부가 있습니다. 저는 각종 환경호르몬과 가공식품들에 의해 몸이 오염되었기 때문이라고 생각합니다. 환경호르몬과 몸속 쓰레기를 완전히 배출하면 새 생명이 태어난다고 저는 주장합니다. 사람들은 시험관과 인공수정 등 여러 가지 방법들을 동원합니다. 하지만 엄마 아빠 그 누구도 이상이 없음에도 불구하고 착상이 안 돼서 스트레스를 받습니다. 엄청난 돈을 쓰고 몸과 마음이 만신창이 되신 젊은 부부들이 많습니다.

그중 한 분이 있었습니다. 본인은 오기 싫어하셔서 친정어머니의 손에 억지로 이끌려 저희 예방원에 오셨습니다. 하루 식생활 습관을 들여다보았습니다. 빵과 모닝커피로 아침을 시작합니다. 점심에도 커피와 샌드위치를 먹습니다. 저녁에 또 커피와 각종 빵을 먹는 커피 중독에 소위 '빵순이'였습니다. 최소 하루에 커피를 3잔 이상 빵도 3번 이상 드시는데 우리는 이를 '탄수화물 중독'이라 부릅니다.

커피는 몸을 산성화시킵니다. 2018년 캘리포니아 고등법원은 스타벅스를 포함한 90개 커피 회사에게 '커피 잔 등에 발암물질 경고문을 부착해야 한다'라고 판결했습니다. 원두를 볶을 때 생기는 화학물질 아크릴아마이드Acrylamide가 발암물질이라는 이유에서였습니다. 이 물질은 감자튀김과 감자칩과 커피 등, 식품을 120도 이상 고온에서 장시간 가열할 때 생성되는 화학물질입니다. 국제암연구소IARC는 아크릴아마이드를 '발암추정물질'로 규정했습니다.

'하루 1잔 이상 먹지 말라'는 경고는 하루 1잔도 몸에 해롭다는 경고입니다. 특히 생명을 가져야 되는 여성의 몸에는 커피가 아주 치명적이라는 사실을 아셔야 합니다. 이를 친정어머니와 딸에게 충분히 설명을 한 후 커피와 빵부터 끊고 채소·과일식으로 바꾸도록 유도했습니다.

이미 유명하다는 한의원에서 한약을 많이 드셨기 때문에 이분께는 따로 한약 처방도 드리지 않았습니다. 3개월이 지나 전화 한 통이 걸려왔습니다. 딸이 임신이 되었다는 반가운 소식이었습니다. 한참 시간이 흐른 후 저도 잊고 있었는데, 딸이 건강한 아이를 낳았다고 전화를 또 주셨습니다. 몸속 독소를 완전히 배출하고 생명이 담긴 효소 음식인 채소와 과일을 먹었기 때문이었습니다. 역시 자연의 섭리로 돌아가면 우리 인간의 몸은 완전히 회복된다는 사실을 다시 한번 깨닫게 해준 사례였습니다.

두 번째 사례는 이제 갓 돌이 지난 13개월 아기를 데리고 온 어머니의 경우입니다. 아기가 도대체 잠을 안 잔다는 것입니다. 모유수유는 100일까지 했고 6개월까지는 이유식을 먹였고 약 8개월부터 아이가 일반식을 시작했다는데요. 낮잠도 안 자고 밤잠도 1,

2 시간마다 깨서 너무 힘들다는 내용이었습니다. 대학병원에 가서 그 어린아이를 피검사에 각종 검사를 다 해봤지만 특이사항은 없다는 것입니다. 마그네슘 부족이 원인일 수 있다는 말도 하고, 수면 부족이니 멜라토닌 호르몬제를 투여해야 하는데 아이가 아직 어려서 힘들겠다 등등의 말을 해서 답답한 마음으로 오셨다고 말씀하셨습니다.

앞서 말씀드린 것처럼 먹는 것이 문제였습니다. 30대 초반이셨던 어머니는 아이에게 가공식품을 똑같이 먹이셨습니다. 아이가 잘 먹으니 아이들 전용 음료라고 시중에 광고하는 음료를 먹이기 시작했고요. 아이가 울 때마다 사탕과 젤리를 입에 물려주셨다는 것입니다. 또한 프라이드치킨을 줘봤더니 잘 먹어서 주기 시작했다는 것입니다. 저는 깜짝 놀랐습니다. 각종 화학첨가제가 들어간 죽은 음식을 그 어린 영혼에게 먹였던 것입니다.

이번에도 한약 처방을 하지 않고 이유식으로 채소와 과일을 갈아서 먹게 하라고 처방했습니다. 사실 길게는 36개월까지 모유 수유를 해도 되는데, 요즘은 초유 정도만 먹이고 분유와 우유를 먹이는 것이 현실입니다. 저는 모든 유제품도 다 끊으라고 했습니다. 소의 젖인 우유와 유제품은 생각하는 것처럼 완벽한 식품이 아니라는 설명도 곁들였습니다.

3개월쯤 지나자 연락이 왔습니다. 특별한 조치를 하지 않았는데도 낮잠을 2시간 정도 자고 밤에도 10시간 이상을 깨지 않고 잔다는 말씀이셨습니다. 아이 때문에 잠도 못 자고 힘들었던 어머니는 감옥에서 해방된 느낌이라고 즐거워하셨습니다. 아이가 매일 방실방실 웃으니 '세상 사는 맛이 난다'라고 말씀하셨습니다.

이처럼 우리 인간은 성장을 해야 하는 아이나 성장이 멈춘 어른이나 매일 내가 어떤 것을 먹느냐에 따라서 지금의 내 모습이 바뀐다는 사실을 알아야 합니다. 당장 몸이 아프다거나 불편하다고 해서 약물과 병원에 의존하면 할수록 질병은 몸속 깊이 침투할 뿐입니다. 음식을 바꾸고 노폐물을 배출하면 우리 인간이 가지고 있는 고유의 자연 치유력이 살아난다는 사실을 꼭 기억하시기 바랍니다.

독毒이라는 단어를 생각합니다. 독은 어미 모母에 주인 주主를 씁니다. 배 속에 아이를 가진 어머니가 잘 느낀다고 해서 만들어진 말로 해석합니다. 생명이 있는 모든 동물과 식물은 생존과 번식을 주요 임무로 하고 있습니다. 1차가 생존, 즉 일단 살아 있어야 합니다. 죽으면 돈도 명예도 사랑도 헛된 것입니다. 2차가 번식인데요. 그래서 아이를 가진 어미가 가장 독소에 민감합니다. 모든 어미는 뱃속으로 아이가 원하는 음식을 넣기 위해 최선을 다합니다. 독성 물질이 들어오면 아이가 위험하기 때문입니다.

특별한 예외(복어나 독버섯 등)를 제외하고 독성물질은 입에서

부터 뱉어내게 되어있습니다. 2차로 뒤늦게 위장이 이를 깨닫게 되면 토하게 되어있고, 3차로 아주 나중에 알게 되면 설사를 해서 배출합니다. 인간은 그렇게 자연 치유하는 현명한 동물입니다. 그런데 우유를 비롯한 각종 가공식품은 열처리한 후 각종 화학약품을 섞어 인간이 그 독성을 눈치채지 못하도록 위장합니다. 그 결과 산모의 경우 난임難妊이 되고 유산流産이 되는 것입니다.

'지금 내 생각은 내가 창조한 고유의 생각이 아니다'라는 말이 있습니다. '내 생각은 매스컴과 상업자본주의에 의해 강요된 생각일 뿐이다'라는 말과 같습니다. 종교가 그렇고 사상이 그렇고 전통이 그렇습니다. 외부에 의해 강요된 생각을 모두 벗어버리고 초등학생과 같은 마음으로 이 책을 읽어주시길 부탁드립니다. 내부에서 생각이 바뀌지 않으면 똑같은 현상이 되풀이될 뿐입니다. 우리의 생각은 외부에 의해서 프로그래밍 되어 있습니다. 이 프로그래밍 된 벽을 깨야 합니다. 그러나 알이 밖에서부터 깨지면 생명이 끝이 납니다. 알은 내부에서 깨져야만 생명이 시작됩니다. 위대한 것은 모두 내부에서 시작됩니다.

전신의 아토피가 3주 만에 사라졌고
모든 수치가 정상이랍니다

(이다빈, 울산, 26세 미혼 남성)

저는 어릴 적부터 아토피를 가지고 있었습니다. 어릴 적엔 이마와 등이 진물로 뒤덮여서 아침에 일어나기가 정말 무서웠고 두피에서는 진물이 물처럼 뚝뚝 흘러내린 적도 있습니다. '아토피는 완치할 수 없으며 평생 친구로 생각하라'라는 의사의 명령(?)에 기겁한 적도 있습니다.

안 해본 것이 없었습니다. 증류수 목욕, 녹차 세안, 목초액 바르기, 달맞이꽃유 먹기, 아주대학교 면역치료(몇백만 원 쓴 듯), 스테로이드 주사, 항히스타민제 복용, 비타민C 메가도스(고용량 복용법) 등을 해봤지만 딱히 효용이 없었습니다. 비타민C 메가도스의 경우 옥수수에서 추출한 비타민C라고 해도 일종의 화학 성분인데 우리 몸에 때려 넣는 것이 자연스러운 것인가, 고민도 없었던 시절이었습니다.

결국 식단이 해답임을 알게 되었습니다. 2020년도부터 1일 1식, 3일 단식, 보디빌딩 식단(닭가슴살과 채소), 저지방 채식, 자연식물식 등을 거쳤습니다. 수없이 넘어지고 실패했습니다. 그런데 정말 깨끗한 식단을 유지하기가 힘이 들었습니다. 며칠 잘하다가도 입이 터져서 국밥 투어도 하고 숯불구이 치킨을 주 3회씩 먹은 적도 있습니다. 어려워서 우울증이 올 것 같았습니다. 넘어지면서 실패하고 폭식하면서도 식단의 중요성은 체감할 수 있었습니다.

저지방 자연식물식(화식 포함)을 하면서 목과 얼굴을 제외한 모든 아토피가 사라졌습니다. 한 2달 넘게 지속했던 것으로 기억합니다. 스테로이드제를 끊게 되었고 '채식이 답이다'라는 사실을 알았습니다. 그러나 얼굴은 좀처럼 호전되지 않아서 프로토픽 연고를 목과 얼굴에 발라야 했습니다. 이전보다는 많이 나아서 만족은 했습니다만 여전히 다른 사람들이 보기에는 아토피 환자였습니다.

그러던 중에 조승우 원장님의 〈채소·과일식〉 책을 지인분께 받았는데 '오늘 돈가스를 먹는다고 해도 내일 다시 채소·과일식을 실천하면 된다'라는 말에 힘을 얻었습니다. 강박관념 없이 편하게 식단에 임할 수 있었습니다.

그래서 저는 3주 동안 완벽하게 채소·과일식을 실천하기로 결심했습니다. 조승우 한약사님의 '죽은 음식이 아닌 산 음식을 먹어라'라는 원리로 이론적인 무장을 하고, 한국에 번역된 책 〈산 음식, 죽은 음식〉을 읽고 용기를 얻었습니다. 황성수 박사님도 현미를 생으로 먹으면 현미밥보다 질병이 빨리 낫는다고 하셨습니다.

우선 물에 불린 현미, 각종 채소와 과일, 미역귀(염분 섭취 목적), 당근사과를 넣은 무첨가 주스 등을 먹었습니다. 한 번씩 바나나, 오렌지, 귤 등을 먹으면 염증반응이 일어나는 것을 느꼈습니다. 해당 과일을 끊으니 염증반응이 사라졌고 얼굴에 오돌토돌한 것들이 사라지기도 했습니다. 자연식물식도 충분히 건강하고 좋은 식단이지만 채소·과일식에 비해 시간이 더 걸린다고 생각합니다. 첫째 주에는 크게 효과를 못 느꼈고 오히려 더 간지러웠던 거 같았지만 저는 이것이 명현현상이라는 사실을 알았기 때문에 지속할 수 있었습니다.

근데 2주가 넘어가니까 '내 생에 이렇게 얼굴이 부드러운 적이 있었나' 싶을 정도로 얼굴 혈색이 좋아졌습니다. 그 당시 친구 결혼식에 가서 찍은 사진이 있는데 진짜 제 인생 레전드 피부 사진이네요. 채소·과일식 첫째 주에 회사에서 건강검진을 했는데 간 수치가 3배가 높게 나왔습니다. 채소·과일식 초기에 몸 구석구석에 있는 독소들이 빠져나오기 시작해서 특정 수치가 높아질 수 있다는 사실을 알고 있어서 큰 걱정을 하지 않았습니다. 조승우 원장님의 말을 믿고 확신을 하고 3주를 완주한 후 피검사를 받았는데 모든 수치가 정상이라고 합니다. 정말 신기했습니다. 고지혈증, 높은 콜레스테롤까지 모두 채소·과일식으로 잡았습니다.

더군다나 저는 어릴 적부터 장이 좋지 않아 묽은 변(악취와 함께)을 봤는데 채소·과일식 이후 바나나 모양의 황금변을 보게 되었습니다. 또한 살짝만 힘을 줘도 황금색 바나나가 마치 워터 파크의 미끄럼틀을 타는 것 마냥 쑤우욱 엄청 부드럽게 나옵니다. 그리고 냄새도 거의 안 납니다. 아토피가 있는 사람들은 비염은 거의 필연적이었는데요. 코가 항상 막혀있어서 숨도 입으로 쉬고 코맹맹이 소리로 말했는데 채소·과일식 초기에 맑은 콧물이 주룩주룩 며칠 동안 나더니 비염까지 사라졌습니다. 어릴 때 사진을 보면 항상 한 손에 휴지를 들고 있는 모습인데요. 지금은 하루 한두 장, 그것도 거의 안 쓰는 듯합니다.

- 네이버 예방원 카페, 완전 배출 사례 중에서

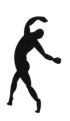

| 2장 |

109세까지 살다 간
스승님을 소개합니다

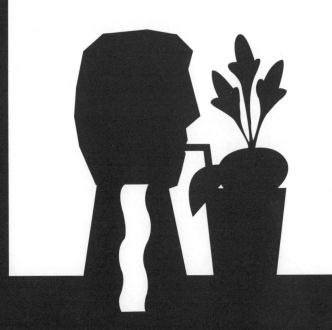

¤¤¤

"나는 매스컴에서 시키는 대로 우유와 시리얼을 먹었다.
그리고 100kg의 뚱뚱한 몸으로 침대에서 쓰러졌다.
친구의 제의로 나는 과일과 채소와 무첨가 주스를 먹었다.
나라고 못 할 게 무엇이란 말인가? 그래서 나는 그렇게 했다.
그리고 6개월 만에 나는 이전의 몸무게 70kg으로 돌아왔다.
그리고 질병들이 모두 사라지고 에너지로 넘치게 되었다."

입에서 항문까지 10m가 뚫려있는데
이곳이 쓰레기로 막히면 어떻게 될까요?

저는 지금 죽은 음식이 아닌 산 음식, 즉 채소와 과일만 부지런히 먹으면 몸속 쓰레기(독소)가 완전히 배출되어 살이 쭉쭉 빠지고 비만이 사라진다는 말을 하기 위해 이 책을 쓰고 있습니다. 저는 지금 산 음식, 즉 채소와 과일만 부지런히 먹으면 몸속 쓰레기가 완전히 배출되어 고혈압이나 당뇨 등 각종 질병이 사라진다는 말을 하기 위해 이 책을 쓰고 있습니다. 그리고 당신의 진료기록부 위에 어렵고 복잡한 이태리어와 그리스어로 병명을 휘갈겨 쓴 하얀 가운의 의사도, 2주 후에 말끔해진 당신을 보고 깜짝 놀랄 것이라는 이야기를 하기 위해 이 책을 쓰고 있습니다.

저는 먼저 당신에게 묻습니다. 우리 몸 중에 길게 뚫려있는 곳은 어디입니까? 당신은 놀랍니다. 길게 뚫려있다고? 아무리 살펴봐도 뚫려 있는 곳은 보이지 않습니다. 그러나 자세히 보면 길게 뚫려 있는 곳이 있으니 바로 입에서 항문까지입니다. 입에서 항문까지 가는 동안 막혀 있는 곳은 전혀 없습니다. 입으로 들어온 것은 식

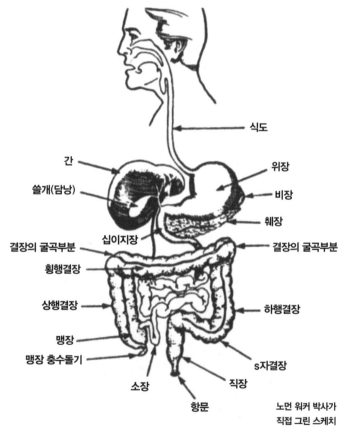

식도
간
쓸개(담낭)
위장
비장
췌장
결장의 굴곡부분
십이지장
결장의 굴곡부분
횡행결장
상행결장
하행결장
맹장
맹장 충수돌기
s자결장
소장
직장
항문

노먼 워커 박사가
직접 그린 스케치

| 그림 1 | 인체의 소화시스템(식도에서 항문까지)

도-위-소장-대장-항문을 거쳐 밖으로 배설됩니다. 뚫려있는 인체 기관입니다. 일직선으로 펼쳐놓으면 무려 10m 정도입니다. 건물 3층 정도의 길이(높이)입니다.

여기 (그림 1)을 보시기 바랍니다. 이 그림은 제가 존경하는 생식주의자 노만 워커Norman Walker 박사께서 직접 펜으로 그린 그림입니다. 박사님은 '산 음식을 먹기만 하면 각종 독소와 노폐물을 완전 배출하여 질병과 비만에서 해방된다'고 주장하신 분으로 저의 원조 스승님 격입니다. 박사님은 스스로 '실험실 쥐 1호'가 되어 각종 음식을 먹어보고 결론을 내리셨습니다. 매스컴이 권장하는 각종 쓰레기 음식(정크푸드)을 먹고 죽다가 살아난 경험도 책에서 묘사합니다. 그의 유명한 저서 〈젊어지는 법〉Become Younger(국내 미출간)에서 다음과 같이 말합니다.

"나는 어느 날 나 스스로를 실험실 쥐 1호로 삼아 각종 실험을 시작했다. 내가 그 결심을 한 그날부터 나는 식품업계가 '이렇게 먹으면 건강해집니다'라는 충고에 따라 먹기 시작했다. 나는 거의 매일 밀가루로 만든 공장음식과 시리얼을 먹었다. 그리고 엄청난 양의 우유를 마셨다. 이 음식들은 '생명에 필요한 필수 영양소가 모두 들어 있다'라고 권위 있는 의사들이 주장하는 음식들이었다. 나는 무려 2년 동안 이런 음식들을 먹었다."

"그러던 어느 날 아침 나는 침대에서 일어날 수가 없었다. 70kg이었던 내 체중은 100kg 가까이 불어나 있었다. 외양적으로는 정상의 영국인처럼 보였다. 그러나 어느 운명적인 날 아침 마른하늘에 날벼락을 맞은 것처럼 침대에서 굴러떨어졌다. 이 의사 저 의사 다 만나 보았다. 의사들은 내가 몇 달 이상 살지 못하리라 예언했다. 간경화와 신경염이 생겼고 그로 인해 합병증이 발생했다는 것이다."

"의사들은 우선 약물치료부터 시작하자고 제안했다. 그러나 나는 그 제의를 거절했다. 몇 년 전 내 친구가 내게 했던 이야기가 생각났기 때문이다. 그는 자연 치유 신봉자이자 생식주의자였는데 내게 이런 이야기를 들려주었다."

"만약 네가 병들어 몸져눕게 되면, 어떠한 상황에서도 절대로 약을 먹지 말게나. 약은 모두가 다 독일세. 질병은 체내에 쌓인 찌꺼기와 노폐물 때문에 오는 것이니, 3일간 아무 음식도 먹지 말게. 그리고 매일 30분 간격으로 깨끗한 물을 한 컵씩 마시게. 그리고 가능하면 살아 있는 음식, 즉 과일과 채소를 먹고 무첨가 주스를 만들어 먹게나. 그러면 3일 이내 저절로 회복할 것일세."

"내가 병상에 누워있는 동안 그 친구가 한 말들이 나를 강하게 내리쳤다. 나는 그의 말대로 실천했다. 그런데 정말 그 친구 말이 옳았다. 3일 만에 나는 일어나 움직이게 되었다. 3일째 되던 날 관장灌腸을 했는데 나의 대변에서 엄청나게 지독한 냄새가 났다. 비로소 몸 안에 있는 찌꺼기 때문에 질병이 생긴다고 한 내 친구의 말이 무슨 뜻인지 알 수 있었다."

"어떻게 그리 많은 찌꺼기와 노폐물이 내 몸 안에 남아 있을 수 있었을까? 신기했다. 그렇다. 나는 매스컴에서 시키는 대로 먹었다. 그리고 뚱뚱한 몸으로 침대에서 쓰러졌다. 그러나 내 친구는 날씬했고 아주 건강했다. 그는 오직 채소와 과일과 통곡물만 먹었다. 나라고 못 할 게 무엇이란 말인가? 그래서 나는 그렇게 했다. 그리고 6개월 만에 나는 이전의 몸무게 70kg으로 돌아왔다. 그리고 질병들이 모두 사라지고 에너지로 넘치게 되었다."

(노만 워커 박사 저, Become Younger-Norwalk Press, 1995년)

박사님은 109세까지 사셨고
'의사들의 의사'로 존경받으셨습니다

1875년에 태어나신 박사님은 1984년에 무려 109세로 사망하시기 전까지 '산 음식이 날씬한 몸과 건강과 장수를 보장한다'라는 본인의 이론을 몸소 증명하신 분으로 유명합니다. 비록 의사는 아니지만 어떤 의사들 보다 인간의 몸에 해박하신 박사님은 '의사들의 의사'로 존경받고 계십니다. 특별히 '채소주스 · 과일주스 · 채소즙 · 야채즙'을 매일 먹어야 한다고 주장하며 직접 착즙기와 믹서기를 발명하신 분이기도 합니다. '나는 나이를 먹지 않는다'라며 일명 '주스맨'Juice Man으로도 활동하셨습니다. 물론 여기서 말하는 주스란 과일을 직접 갈거나 즙을 낸 '무첨가 주스'를 말합니다.

(그림 1)에서 보는 것처럼 실제로 입에서 항문까지 우리 몸은

뚫려있습니다. 다른 말로 하면 길고 긴 호스 모양으로 되어있습니다. 이곳으로 매일 많은 양의 음료수와 음식물이 들어갑니다. 그리고 밖으로 빠져나갑니다. 생각해보시기 바랍니다. 강물도 상류에서 하류로 흘러가면서 각종 쓰레기를 강 언덕에 쌓아 놓는데, 우리 몸이야 말해 뭐하겠습니까?

강물이 나뭇잎이나 나뭇가지와 함께 흘러간다면 강물은 그 순수함을 천년만년 유지할 것입니다. 나뭇잎도 썩고 나뭇가지도 썩어서 자연으로 돌아가기 때문입니다. 그러나 각종 쓰레기(생수병·과자 봉지·스티로폼 등)와 함께 흐른다면 결과는 뻔합니다. 이 쓰레기들이 강둑을 막을 것이고 언덕에도 쌓이게 되어 강물의 흐름을 막게 됩니다.

종이는 자연 상태에서 완전히 분해되는 데 10년이 걸립니다. 나무젓가락이나 가죽 구두나 천은 20~40년 걸리고, 일회용 기저귀나 금속 캔은 100년, 스티로폼이나 플라스틱은 500년 이상 소요됩니다. 이 인공적인 폐기물들은 흐르는 강 곳곳을 막아 백년천년 자연에 상처를 입히고 훼손할 뿐 아니라 강물의 흐름을 바꾸고 홍수가 나면 강물이 넘쳐 민가로 쏟아져 들어옵니다.

지금 당장 바닷가로 가보십시오. 남해안에는 일본에서 들어온 쓰레기가 넘쳐나고 서해안에는 중국에서 들어온 쓰레기가 넘쳐납니다. 당연히 한국의 쓰레기들은 일본과 중국의 해안가에 쌓여갑니다. 우리 몸도 이와 하나도 다르지 않습니다. 저는 지금 몸속으로 들어온 각종 독소와 몸속에서 생성된 각종 노폐물을 완전히 배출해야만 날씬하고 건강한 몸을 유지할 수 있다는 말을 하고 있습니다.

몸이 살아나려면 몸속으로 쓰레기가 들어오지 않으면 되고, 들어온 쓰레기라 하더라도 매일매일 청소하는 시스템이 작동하면 됩니다. 강에 넘치는 쓰레기를 완전히 배출하면 강물이 아름답게 흐르고, 몸의 쓰레기를 완전히 배출하면 비만과 질병이 사라진다고 주장하는 이유입니다.

5주를 실천하자 심한 악취의
엄청난 변이 빠져나갔습니다

(박현진, 목포, 39세 미혼 여성)

벌써 채소과식일을 하루 1~2끼 정도로 실천하고 있으며 카페인도 끊은 지 한 달이 되어갑니다. 첫 주는 대변량이 많았습니다. '이것을 숙변이라 하는구나'라고 생각할 정도로 많은 양의 대변을 보았고 악취도 심했습니다. 2주 차에는 재채기와 가래와 콧물이 잦았습니다. 저는 비염 환자인데 많이 좋아졌지만 5주차인 지금도 약간 남아 있습니다. 아침 공복에 사과와 당근을 믹서기로 갈아 마시다가, 그냥 꼭꼭 씹어 먹었더니 적은 양으로도 조금 더 포만감이 들었습니다.

3주 차에는 체중이 1kg 정도만 빠졌는데도 볼록한 아랫배가 눈에 띄게 잘록해져서 가족들도 알아차릴 정도가 되었습니다. 저녁에 딱딱한 당근이나 오이를 천천히 씹어 먹으니 금방 포만감이 차올라 과식을 안 하게 되었습니다. 3주 차 주말에는 참았던 음식들을 먹었습니다. 초밥도 먹고 치킨도 먹었는데 무엇이 잘못되었는지 그날 저녁에 시작된 복통으로 모두 화장실에서 배출하고 잤습니다.

4주 차가 시작되는 아침에는 조승우 원장님의 설명대로 내 몸에 해독할 시간을 주기 위해 낮 12시까지 공복 상태로 지내다가 점심을 먹었습니다. '섭취 주기, 동화 주기, 배설 주기'라는 내용도 떠오르고 아침은 안 먹어도 된다는 말씀이 떠올라서 다음날도 낮 12시까지 공복으로 지내고 점심을 맛있게 먹었습니다. 배가 고파서 과식할 뻔했지만 처음 시작한 이후 '상쾌했던 몸'을 생각하며 약간의 허기가 느껴질 정도로만 먹고 점심 식사를 마쳤습니다. 4주 차 주말에는 참았던 삼겹살을 먹었는데 고기 비린내가 느껴지면서 먹기 힘들었습니다. 꾸준히 채소·과일식을 하면 입맛도 변한다는데 돈이 아까워 억지로 고기를 먹었고, 다음날 새벽에 변기에 모두 배출했습니다. 악취가 심했습니다.

이제 채소·과일식 2달이 되어갑니다. 저는 치질이 있는데요. 지금은 대변 배출 후 뱃속 깊숙이 개운하고 편안합니다. 입맛이 완전히 달라져서 현재 고기·생선·계란·우유는 비린내 때문에 아예 못 먹고 있습니다. 어쩌다 충동에 못 이겨 빵이나 과자를 먹은 날은 밤에 잘 때 몸이 가렵습니다.

저는 2달 동안 좌충우돌 채소·과일식을 이어오고 있습니다. 우선 눈에 띄게 뱃살이 줄어들었고 몸무게는 도합 6kg이 빠졌습니다. 채소·과일식을 꾸준히 할 때는 트림이나 방귀가 없었고, 심지어 튀김, 치킨, 삼겹살이 예전처럼 맛있게 느껴지지 않았습니다. 무엇보다 기름진 것을 먹으면 속도 더부룩하고 바로바로 배출되었습니다. 짧은 시간 채소·과일식에 적응된 탓일까요? 몸에서 나쁜 냄새를 풍기는 음식은 더 이상 먹지 않겠다고 결심하게 되는 시간이었습니다. 과일의 향긋한 냄새가 나는 몸과 마음을 꿈꾸는 30대 미혼 여성의 이야기였습니다.

- 네이버 예방원 카페, 완전 배출 사례 중에서

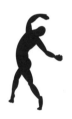

3장

완전 배출하면
의사도 깜짝 놀랍니다

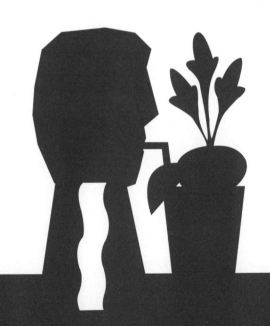

¤¤¤
몸에 좋은 음식은 인간과 아주 가까운 곳에 있다고 저는 주장합니다.
오래 살려고 불로초를 찾아 헤매던 진시황이
몇 살까지 살았는지 당신은 아시는지요?
당신은 '그래도 60~70세까지는 살았겠지'라고 생각하십니다.
천만의 말씀입니다. 49세입니다.
그러니까 50세도 되기 전에 죽어버렸습니다.

2주 동안 당근을 '이렇게' 먹었더니
의사들도 깜짝 놀랍니다

앞에서 제가 109세까지 살다 가신 노먼 워커 박사님을 언급했지만 한국에는 이시형(올해 90세) 박사님이 계십니다. 90세인데도 70대처럼 보이시는 자연의학계의 큰 어르신입니다. 이시형 박사께서 젊은 시절, 자연의학의 원조라 불리는 스위스의 '빌햐벤나 병원'에 공부를 하러 가셨습니다. 이 병원에서 아침마다 당근과 사과로 만든 주스를 환자들에게 주면서 1897년부터 사용해온 불로초라 말하더랍니다. 왜 그러냐고 물으니 '당근은 땅 속에 있는 모든 영양분을 뿌리에 흡수해서 저장한다'라고 하더랍니다. 박사님은 지금도 90세의 몸으로 아침 체조와 명상 후에 사과와 당근으로 만든 주스를 마시는데요. 무려 50년이 되었습니다. 50여 년 동안 감기나 몸살

한 번 걸린 적이 없다고 하십니다.

박사님은 당근 2개와 사과 1개를 착즙기나 믹서기로 만들어 마시는데요. 빌햐벤나 병원에서 왔다 해서 '벤나 주스'라는 제품명으로 우리나라 식품 회사에서 제조해 판매까지 하고 있습니다. 이 이야기를 들으면 그 식품 회사의 '부지런함'에 놀라고, '밥벌이의 힘겨움'에 애처롭고, 마케팅에 여전히 끌려다니는 '인간의 어리석음'도 느껴집니다. 시중에 나와 있는 주스에는 각종 화학첨가제가 투하되는 경우가 많습니다. 반드시 집에서 '무첨가 벤나 주스'를 착즙기나 믹서기로 만들어 드시기 바랍니다.

당근唐根은 당나라 당唐에 뿌리 근根을 써서 만든 말입니다. 홍당무도 '붉은紅 당나라唐 무'라는 뜻입니다. 호빵, 호떡, 호두 등도 모두 오랑캐胡를 통해서 왔다고 붙여진 이름입니다. 그러나 이것들도 우리나라에 들어와서 토착화되었기에 아무런 부담 없이 전통 식품 대접을 받습니다.

당근은 한방에서 구충제로도 쓰였고 각종 약으로 쓸 만큼 효능이 좋은 대표적인 뿌리채소입니다. 매일 당근 하나씩 챙겨 드시길 바랍니다. 눈 건강에 좋다는 베타카로틴Betacarotine이 식약처에서 권고하는 '하루 권장 섭취량'의 7배나 들어있습니다. 세계 최강의 자연치료 병원의 환자들에게 아침마다 주스로 먹이는 불로초 당근, 365일 매일 거르지 말고 믿고 드시길 부탁드립니다.

그런데 참 슬프게도 우리 어린 친구들이 싫어하는 채소 중 1위가 당근입니다. 왜 그럴까 했는데 아마 식감 때문에 그럴 수 있다고 생각됩니다. 깨물어 먹기 힘들면 사과와 당근을 함께 넣어 착즙기나 믹서기로 '무첨가 주스'를 만들어 아침마다 꼭 권해주시길 부탁드립니다. 당근의 영양 성분은 끝도 없이 이어집니다. 베타카로틴, 비타민(A · B · C · K), 칼륨, 칼슘, 아이오딘, 지질, 엽산, 아연, 철분….

당근의 효능을 저는 3가지로 꼽는데요. 첫 번째가 눈 건강입니다. 베타카로틴은 바로 우리 몸에 들어오면 비타민A로 전환이 되는데요. 이 비타민A가 눈에 좋은 성분입니다. 안구건조가 너무 심하신 분들도 인공눈물을 넣지 마시고 매일 당근 하나씩 챙겨 드시길 권합니다. 홈쇼핑에서는 백내장이니 황반변성이니 공포를 주면서 루테인Lutein 제품을 권합니다. 저는 당신에게 물어봅니다. 천연 성분이 좋은가요? 인공 성분이 좋은가요? 눈에 좋은 당근을 드시겠습니까? 가공 추출된 약물 루테인 제품을 드시겠습니까?

두 번째가 피부입니다. 오장육부가 하는 일은 수도 없이 많습니다. 특히 침묵의 장기라 불리는 간이 하는 일은 500여 가지가 넘습니다. 실제로 밝혀지지 않은 일까지 하면 수천 가지가 넘습니다. 당근은 간이 해야 할 일을 대신 해주기 때문에 간에게 휴식을 줍니다. 췌장만 힘들어서 인슐린 저항성이 오는 것이 아닙니다. 만일 홈쇼핑에서, 간이 힘들면 독소 배출 호르몬이 잘 배출되지 않아 '호르몬 저항성'이 온다고 호르몬 주사 광고를 한다면, 그 주사들을 매일 맞으시겠습니까?

독소 배출이 원활하게 되면 가장 처음 반응이 나타나는 곳이 우리 피부입니다. 가끔 사람들이 저에게 비비크림 바른 것이 아니냐고 묻기도 하는데요. 저는 피부에 어떤 화장품이나 화학약품을 바르지 않습니다. 제 피부의 비결은 사과와 양배추와 상추와 당근과 각종 무첨가 주스입니다. 얼굴이 거무튀튀하면 '간이 안 좋으시네요'라고 말하곤 하는데요. 간과 피부는 부부관계나 다름없습니다. 아내가 화나면 남편도 짜증이 나고 남편이 즐거우면 아내도 기쁩니다. 살아 있는 채소와 과일은 몸속 노폐물을 완전 배출하면서 간이 해야 할 일을 대신 해주기 때문에 간이 좋아지고 피부가 좋아지는 것입니다.

첫 번째 눈에 좋고, 두 번째 피부에 좋고 세 번째는 혈관입니다. 당근에는 카로티노이드Carotinoid라는 성분이 많은데요. 혈관 내 피세포의 염증을 줄여서 동맥경화를 예방합니다. 또한 당근 속 칼륨 성분은 혈관확장과 혈액순환을 촉진한다는 논문들이 수도 없이 많이 나와 있습니다. 혈관에 좋으니 당연히 뇌혈관에도 좋습니다. 당연히 뇌졸중(중풍)을 예방합니다.

한 일례로 하버드 대학에서 간호사들을 대상으로 한 연구 결과가 있습니다. 8년 동안 9만 명에 달하는 여성 간호사를 대상으로, 당근을 매일 섭취한 A 집단, 전혀 안 먹은 B 집단, 1주일에 2번 정도만 먹은 C 집단 이렇게 세 집단으로 나누어 장기간 실험을 했는데요. 매일 섭취한 A 집단은 전혀 안 먹은 B 집단보다 뇌졸중(중풍)의 발병률이 70%나 낮았습니다. 당신은 당근을 먹고 뇌졸중을 예방하시겠습니까? 홈쇼핑에서 광고하는 비싼 알약을 먹고 뇌졸중을 예방하시겠습니까? 공산주의 국가가 아닌 이상 선택은 당신에게 달려있습니다.

간혹 아침에 무첨가 주스를 드시라 했더니 주스를 먹고 우유와 토스트를 드시는 분들이 계십니다. 산 음식을 드시라 했더니 사과와 당근을 먹고 빵과 라면을 드시는 분이 계십니다. 그것은 마치 도서관에서 밤새 공부를 하고 집으로 돌아오다가 출출하니까 편의점 탁자에 앉아 보름달 빵에 소주 한 병을 마시는 것과 같습니다.

그것은 또한 자연을 사랑한다며 등산을 하고 산 중턱 바위에 앉아 명상까지 하고 내려오면서, 산신령에게 기도하고 그다음 점집에 들르는 것과 같습니다. 무당이나 점쟁이들은 '공포 마케팅'의 대가들입니다. 굿을 안 하면 1년 후에 죽는다거나 얼굴에 살이 끼어 있으니 부적을 만들어야 한다는 식입니다. 그들은 당신의 공포심을 조장하여 약을 파는 약장수와 다름이 없습니다.

500만 원짜리 굿은 안 되고 1,000만 원짜리 굿을 해야 살 수 있다고 말합니다. 아니 500만 원은 안 되고 1,000만 원이 된다면 그것이 어찌 영험한 산신령이란 말입니까? 가난한 사람은 죽고 부자만 산다면 그것이 어찌 신통방통한 아기 동자라는 말입니까? 그들은 당신의 공포심을 조장하여 약을 파는 약장수와 다름이 없습니다. 어처구니없는 말에 속아 넘어가 집도 팔고 논도 파는 것이 우리 인간입니다. 갚지도 못할 사채까지 내서 산 밑의 무당에게 엄청난 돈을 바치는 것이 우리 인간입니다.

당신은 약장수에 집중하지 마시고 당신의 몸에 집중해야 합니다. 몸의 변화를 시시각각 느끼며 1가지에 집중해서 꾸준히 실천하셔야 합니다. 특히 점심과 저녁에 일반식을 하더라도 배출주기인 오전 12시까지는 채소과일이나 무첨가 주스를 반드시 실천하시기 부탁드립니다.

살아 있는 음식은 절대 과식할 염려가 없습니다. 어느 정도 일정량이 차면 우리 뇌는 '산 음식을 계속 먹어라'라고 명령하지 않습니다. 아이들도 배부르면 그만 먹습니다. 그러나 설탕과 인공 감미료가 듬뿍 첨가된 공장 음식은 우리 뇌를 교란시킵니다. 식욕조절중추 신경계를 교란시켜 계속 먹게 만듭니다. 그래서 당신이 배가 부른데도 계속해서 TV를 켜놓고 잘 때까지 빵과 과자를 '폭풍 흡입'하는 것입니다. 좋은 대학을 나온 우수한 두뇌의 연구원들은 지금도 실험실의 불을 밝히며 '배불러도 계속 먹게 만드는' 화학합성 물질을 개발하느라 불철주야 연구를 계속하고 있습니다. 사고를 바꾸어 당신이 당신의 삶의 주체가 되고 당신 몸의 주체가 되지 않는 이상 당해낼 도리가 없습니다.

특별한 경우(명절이나 특별한 요리의 경우)를 제외하고 저는 당근을 볶거나 삶는 것은 추천하지 않습니다. 불에 익히면 모두 '사망한 당근'이기 때문입니다. 요즘엔 베타카로틴 흡수율이 높아진다면서 올리브오일에 볶아 먹으라는 기사도 올라옵니다. 저는 이것이 올리브오일 회사의 마케팅으로밖에 들리지 않습니다. 이것은 마치 '철수가 공부를 잘하니 나머지 학생 20명은 학교에 나오지 말거라'라고 말하는 것과 같습니다. 모든 영양 성분을 죽인 후 하나의 성분만 남으면 당근은 더 이상 진짜 당근이 아니기 때문입니다.

이렇게 좋은 '살아 있는 당근'이라고 해도 그냥 우적우적 씹어 먹기는 그리 쉽지 않습니다. 그래서 저는 개인적으로 당근의 경우 '사과당근 주스'로 만들어 드시길 추천합니다. 사과 2개 당근 1개를 넣어서 간 다음, 아침에 한 잔, 오후에 한 잔 이렇게 나누어 드시면 좋습니다. 도움을 더 드리자면 사과를 먼저 넣으시고 당근은 썰어서 조금씩 넣으시기 바랍니다. 그래야 착즙기나 믹서기를 사용할 때 쉽고 편합니다. 변비가 있으신 분들은 즉효 약입니다. 제가 운영하는 예방원 카페 회원들이 이구동성으로 하는 말입니다. 가능하면 세척되지 않은 흙 당근을 드시고 더 가능하면 유기농으로 드시길 바랍니다. 당신에게 당뇨와 고혈압이라는 병명을 던지며 장기치료를 명령하던 의사도, 진료기록부를 새로 만들면서 깜짝 놀랄 것이라고 저는 장담합니다.

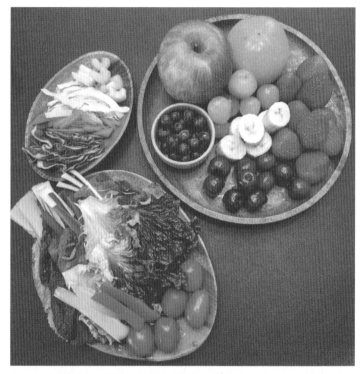

| 그림 2 | **하루에 먹기 좋은 채소와 과일의 양**

2주 동안 사과와 양배추만 먹었더니
의사들도 깜짝 놀랍니다

　우리가 도시 생활을 하면 70% 정도는 가공식품을 먹습니다. 저는 이제 가공식품을 '공장 음식'이라고 부르겠습니다. 공장 음식은 서양에서 정크푸드라고 부르는데 여기서 말하는 '정크'Junk란 쓰레기라는 뜻입니다. 정크푸드라고 말하면 영어라서 그런지 좀 그럴듯하게 들리는데요. '쓰레기 음식'이라는 뜻 외에 아무 것도 아니란 점을 명심하시기 바랍니다.

　채소는 여러 달이 걸려 완성되고 과일은 1년이 걸려야 완성됩니다. 채소와 과일은 모두 비바람을 견디고 태양의 기운을 받고 땅에서 영양분을 빨아올려 일정한 세월이 걸려야 완성이 됩니다. 식물들은 태양의 기운을 이용해, 우리 몸이 곧바로 받아들이기 힘든 땅속의 무기질을 우리 몸에 좋은 유기질(유기화합물)로 변형시켜냅니다. 우리가 무기질이나 유기질이라고 말할 때의 '기'는 한자 기機, 영어 에너지Energy, 우리말로 생명을 말합니다. 무기질이라고 하면 생명, 즉 에너지가 없다는 말입니다. 유기질이라고 하면 당연히 생명과 에너지가 있다는 말입니다. 좋은 것들은 모두 시간이 걸리는 법입니다.

그러나 공장 음식은 재료만 준비되면 기계를 돌려 하루 만에 수천수만 명이 먹을 수 있는 음식을 만들어냅니다. 저는 '공장 음식은 음식이 아니다'라고 표현합니다. 죽어있는 음식은 진정한 에너지를 만들지 못합니다. 살아있는 효소, 즉 살아있는 에너지를 얻을 수 있는 음식은 채소와 과일밖에 없습니다.

저는 채소와 과일이 식단의 70%가 되고 일반음식(불에 익히거나 가공된)이 30%, 즉 '7대3의 법칙만 지켜도 우리의 몸은 살이 빠지고 질병을 예방할 수 있다'라는 메시지를 전하고 있습니다. 그러나 맨 처음 명현반응(호전반응)이 오기도 합니다. 설사가 대표적인데요. 이것을 부작용이라고 생각하면 오해입니다. 우리 위장은 각종 화학첨가제로 오염되어 있습니다. 채소와 과일을 먹으면 이 오염물질을 청소하게 되는데 맨 처음 오는 반응이 설사입니다. 방부제, 보존제, 향미 증진제 등 화학물질에 길들여진 위장에 신선한 효소물질이 들어오니까 위가 반응을 하고 몸이 깨어나서 몸을 청소

하는 현상입니다.

가려움증이나 콧물이 나기도 합니다. 최초 2주 정도는 이런 현상이 나타나는데 겁내실 필요도 없고 중단하실 필요도 없습니다. 수년 수십 년 먹어온 공장 음식으로 인한 오염물질을 배출하는데 어찌 시간이 걸리지 않을 수 있겠습니까?

우리 인간은 외부의 침입으로부터 스스로를 방어하기 위해 고열과 구토와 설사라는 발명품을 만들어냈습니다. 즉 700만 년 동안 수렵채집 시기를 거치면서 독성물질이 들어오면 이것을 밖으로 뱉어내도록 진화해왔습니다. 그런데 공장 음식의 경우, 우리의 간과 신장(콩팥)과 위장이 난생처음 접하는 화학첨가제들이라서 반응을 할 수가 없습니다. 무언가 더부룩하다는 느낌이 드는 상태로, 입이 즐겁기 때문에 계속 쑤셔 넣게 됩니다.

그런 상태에서 채소와 과일을 먹으면 위장이 깨어나서 소화 흡수력이 좋아집니다. 소화 흡수력이 좋아지니까 피부가 좋아집니다. 그 이유는 밤에 숙면을 취할 수 있어서 피부 재생과 각종 치료와 복구에 에너지가 쓰이기 때문입니다. 가끔 비염이나 아토피를 가지고 계신 분들은 콧물과 기침과 가래가 나올 수 있습니다. 그러나 전혀 당황할 필요가 없습니다. 이것 역시 우리 인간이 가진 정화 능력 중 가장 대표적인 것입니다. 몸에 열을 내고 콧물과 가래를 통해서 몸속의 노폐물을 배출하게 됩니다.

아토피 증상이 있으신 분들은 때로 피부에 발진이나 두드러기가 올라올 수 있습니다. 일반식을 하다가 채소와 과일을 먹게 되면 가벼운 가려움증과 설사가 동반되는데 이것 또한 명현반응(호전반응)입니다. 어둑할 명瞑, 아찔한 현眩을 써서 말 그대로 눈앞이 깜깜해지고 아찔하다는 뜻입니다. 중국의 고서 서경書經에도 '명현반응이 일어나지 않으면 고질병이 낫지 않는다若藥不瞑眩 厥疾不瘳'는 말이 있습니다. 힘든 것을 거쳐야만 진정으로 좋은 것이 옵니다. 하늘에서 뚝 떨어지는 좋은 것(마약, 약물, 로또 1등)은 모두 가짜입니다. 반드시 대가를 치르게 되어 있습니다. 그것이 자연의 법칙입니다.

금연이나 금주를 결심하고 2주 정도 지나면 가장 먼저 나타나는 것이 가려움증입니다. 첫 2주 정도는 몸에 쌓인 노폐물을 배출하는 기간입니다. 가렵다고 피부과에 가서 스테로이드를 처방받으면 또다시 가려움증과 아토피가 계속될 뿐입니다. 우리 몸의 정화능력을 믿으셔야 합니다.

커피를 끊어도 맨 처음 두통이 옵니다. 이것 또한 명현반응으로 보통 2-3일 내에는 다 좋아집니다. 2주 정도 채소와 과일을 꾸준히 먹으면 아침에 쾌변을 보게 되고 몸이 가벼워지는 것을 느낄 수 있습니다. 특별히 따로 다이어트를 하지 않았는데도 3kg 정도가 빠지게 되는데, 무슨 무슨 특별한 다이어트를 할 때 경험하는 요요현상도 오지 않게 됩니다. 자연의 음식, 살아있는 음식을 먹었기 때문입니다.

저는 항상 2주만 꼭 경험을 해보시라고 권유를 드립니다. 왜냐하면 운동이나 다이어트나 금연 등 뭐든지 길게 잡으면 쉽게 포기합니다. 한 달 내내 채소와 과일을 먹을 수 있는 사람은 아무도 없습니다. 그래서 저는 맨 처음 아침만이라도 채소·과일식으로 바꾸고 점심과 저녁은 드시던 대로 드시라고 말합니다. 하비 다이아몬드**Harvey Diamond**는 그의 명저 〈다이어트 불변의 법칙〉**Fit For Life**에서 우리 몸은 3대 주기로 나뉘어져 있다고 갈파한 적이 있습니다. 그러나 이것은 서양의학이나 한의학에서 수천 년 동안 내려져 왔던 몸의 체계입니다.

하루 24시간을 3대 주기로 나누는데 낮 12시~저녁 8시까지가 음식을 섭취하는 섭취 주기로, 먹은 것들을 충분히 소화시킬 수 있는 시간입니다. 그다음 밤 8시~새벽 4시까지가 동화 주기입니다.

■ 인체의 8시간 주기

낮 12시 – 저녁 8시 : 섭취 주기(먹고 소화시킴)

저녁 8시 – 새벽 4시 : 동화 주기(흡수 및 사용)

새벽 4시 – 낮 12시 : 배출 주기(몸의 노폐물과 음식 찌꺼기의 제거)

(하비 다이아몬드 저, 강신원 역, 다이어트 불변의 법칙-사이몬북스, 2021년, 44쪽)

즉 먹었던 것들을 양분으로 흡수하고 불필요한 것들은 내보낼 준비를 하는 시간입니다. 그리고 새벽 4시~낮 12시까지가 배출 주기인데, 이때가 아주 중요하다고 저는 강조합니다. 19세기 산업혁명이후 우리 인간이 아침을 부지런히 먹는 잘못된 습관을 만들었기 때문입니다.

낮 12시까지 내 몸에 쌓인 노폐물(독소)을 밖으로 내보내는 배출 주기입니다. 아침에 눈곱이 껴서 세수하게 되고 소변과 대변을 밖으로 배출하는 것만 보아도 아주 쉽게 오전 시간이 배출 주기인 것을 알 수 있습니다. 시리얼과 우유 등 소화하기 힘든 것을 먹는 것은 자연에 대한 반역이라고 저는 말합니다. 아침부터 무언가를 먹기 시작하면 에너지가 엄청 소모됩니다. 배출에 쓰여야 할 에너지가 소화에 쓰이게 되기 때문입니다.

그래서 저는 굳이 아침을 먹어야 한다면 채소와 과일 또는 무첨가 주스를 드시라고 강조합니다. 제가 좋아하는 자연주의 작가 헬렌 니어링Helen Nearing은 저 유명한 저서 〈소박한 밥상〉Simple Food For The Good Life에서 '모든 요리는 요리하는 시간이 먹는 시간을 초과해서는 안 된다'고 갈파한 적이 있습니다. 10분 만에 먹는 아침식사를 위해 1~2시간 동안 야단법석을 떠는 일은 어리석은 일이라는 뜻입니다. 야단법석을 조금만(?)이라도 떨고 싶으시다면, 신선한 무첨가 주스를 만드는 일에 시간을 쓰시기 바랍니다.

채소와 과일은 불과 30분 만에 소화되고 무첨가 주스는 불과 5분 내에 소화를 마치게 되기 때문입니다. 2주~1달 정도만 실천해보면 변비가 사라지고 비염이나 아토피, 또는 이명이 사라지는 놀라운 경험을 하게 됩니다. 따라서 비타민제나 영양제를 먹을 필요가 없습니다. 실제 경험해본 저뿐만 아니라 제 말을 듣고 실천하신 분들이 이구동성으로 말하는 사실입니다.

그렇다면 수천수만의 채소와 과일 중에 무엇을 먹어야 할까요? 결론부터 말씀드리면 과일은 사과, 채소는 양배추 이렇게 2가지를 추천합니다. 복잡하게 식단표를 짜게 되면 많은 사람이 스트레스를 받기 때문인데요. 음식도 삶도 단순해야 지속가능한 법입니다. 사과나 양배추는 어디 가도 있습니다. 전 세계 어딜 가도 쉽게 접할 수 있고 바로 우리 동네 마트에도 있습니다. 요즘은 편의점에서도 종종 판매합니다.

우리나라에는 6대 과일이 있습니다. 6대 과일이란 사과, 배, 귤, 단감, 복숭아, 포도입니다. 요즘 체질 변화로 복숭아 알레르기가 생긴 분들이 꽤 있어서 복숭아 대신 수박이나 딸기를 권하기도 합니다. 이 중에서 전 세계 어디에나 있는 것이 사과입니다. 미국의 유수의 암센터들이나 요양기관에서 환자들에게 매일 공급하는 것이 사과입니다.

오랜 시간 동안 인류가 먹어온 과일 중에 지금껏 사과가 생생하게 살아남았다는 것은 그만큼 우리 인간에게 가장 많은 영양소를 주었다는 것을 증명합니다. '매일 사과 한 알이면 의사가 필요 없다'An apple a day keeps the doctor away라는 서양 속담이 괜히 나온 말이 아닙니다. 우리 인간은 이처럼 단순한 진실을 복잡하게 만드는 어리석은 동물입니다. 진실은 항상 단순하고 가까운 곳에 있는 법입니다.

양배추는 말 그대로 서양 배추입니다. 토종이 좋다고 양배추를 배격하는 사람도 가끔 있습니다. 지구라는 행성의 흙과 태양을 통해 자란 '지구 식물'이라는 인식의 전환이 필요합니다. 양파도 서양에서 왔으며 호박도 오랑캐(청나라, 원나라 등) 호胡에다 순우리말 박을 붙여 합성한 말입니다.

고추는 임진왜란을 통해 일본에서 들어온 것으로 알려져 있습니다. 그러니까 지금의 빨간색 김치 또한 엄격히 말하면 한반도 고유의 것은 아닙니다. 그러나 전통 식품 대접을 받습니다. 1600년 대 기록된 한국 전통 음식 요리책 요록要錄에는 11종류의 김치가 기록되어 있는데 고추를 재료로 쓰고 있는 김치는 하나도 없습니다. 무 · 배추 · 동아 · 고사리 · 청태콩 등의 김치와 무를 소금물에 담근 동치미冬沈가 설명되어 있을 뿐입니다. 그렇다면 고추는 일본 것인가요? 일본도 규슈九州의 영주가 1,500년대 포르투갈 선교사에서 선물로 받은 것을 시초로 보고 있습니다.

서양에서 온 것이든 오랑캐가 가져온 것이든 우리 땅에서 자라 우리식으로 요리를 해서 우리 것이 되었을 뿐입니다. 전통이라는 개념을 보수적으로 갖게 되면 오류에 빠지게 됩니다. 꿈속에서 산신령을 보고선 '내가 산신령을 보았는데 동쪽으로 가라' 했다고 해서 '아무 생각 없이' 동쪽으로 가다가 낭떠러지로 떨어지는 격입니다. 죽을 때까지 산신령에 대한 신념은 변함이 없습니다. 헛된 믿음과 편견이 사람을 죽이는 법입니다.

'우리 것이 좋은 것이여!'라는 말은 맞지만, 외국에서 들여와 우리 땅에서 자랐다면 우리 것이라는 것이 제 생각입니다. 세상에 독자적인 것이 어디에 있겠습니까? 열린 마음이 중요합니다. '공장에서 가져온 가짜 음식'에는 닫힌 마음을 가지시고 '자연에서 가져온 진짜 음식'에는 열린 마음을 가지시기를 부탁드립니다.

양배추의 경우 얇게 채를 썰어 가지고 우적우적 그냥 한 움큼씩 씹어 드시는 습관만 들이셔도 변비는 저절로 해결됩니다. 채소와 과일에는 파이토케미컬Phytochemical이 많이 들어있습니다. 전문가들은 전문용어를 사용해서 겁먹은 사람들을 현혹시키길 좋아합니다만, 사실 그것은 식물성을 뜻하는 '파이토'Phyto와 화학을 의미하는 '케미컬'Chemical의 합성어일 뿐입니다. 그러니까 '식물 속에 들어있는 화학물질'이라는 뜻으로, 살아있는 식물에는 모두 들어 있는 영양소입니다.

학창 시절에 친구들과 주점에서 술을 마실 때 '내가 무슨 얘길 하고 있지?'라고 말하는 친구가 1명씩 있기 마련입니다. 무슨 얘기를 하다 보니 마구 지껄인 것인데 자기가 무슨 말을 하는지도 모르고 마구 지껄이는 경우입니다. 가끔씩 TV를 보면 하얀 가운을 입고 나타나 시청자들이 무슨 뜻인지도 모르는(본인도 잘 모르는) 어려운 얘기를 나열하는 전문가들을 봅니다.

'파이토'는 그리스어인데요. 왜 식품 회사와 제약 회사는 이 어려운 그리스말과 '케미컬'이라는 단어를 합성했을까요? 서양의 수많은 식품과 약품은 주로 미국에서 만들어져서 전 세계로 확산됩니다. 그리고 미식품의약청FDA의 공인 인증을 받고 싶어 합니다. 만일 미국 사람들에게 아주 쉽게 '식물 화학성분'Plant-Cemical이라고 말하면 제품을 살까요? 한국 사람들에게 '식물영양제'라고 말하면 제품을 살까요? 그래서 어려운 그리스 용어를 사용하는데 사실 알고 보면 별것 아닙니다. '식물영양제'를 '파이토케미컬'이라는 말로 변신시켜 특별한 것을 좋아하는 어리석은 우리들의 호주머니에서 돈을 꺼내는 마케팅의 귀재들입니다. 서양 속담에 '발음하기 어려운 것은 입에 넣지 말라'는 말이 있는데, 당신은 발음하기 어려운 파이토케미컬 대신에 당근과 사과와 양배추 등 발음하기 쉬운 것들을 입에 넣으시기 바랍니다.

파이토케미컬(특별한 성분이 아닙니다)은 항산화작용抗酸化作用으로 유명합니다. 항산화작용이라는 단어도 좀 어려운데요. '산화'란 무엇일까요? '물질이 산소와 결합하는 현상'을 말합니다. 예를 들어 사과껍질을 벗겨서 공기 중에 놓아두면 색깔이 갈색으로 변하는 것을 생각하면 쉽습니다. 우리 몸도 공기를 들이마시거나 음식을 먹으면 산소와 결합해서 분해하고 소화시키는데요. 우리 몸에서 사용한 후 버려진 노폐물(활성산소)을 밖으로 배출해내는 '산소 쓰레기 배출 작용'을 해준다고 생각하면 아주 쉽습니다. 인체에 운반된 산소를 완벽하게 사용하지 못하면 약 3%의 쓰레기를 남기게 되는데, 이 쓰레기를 무력화시키거나 배출하는 작용이 바로 항산화작용입니다.

1991년 존스홉킨스 의대Johns Hopkins School of Medicine는 '지구상의 인류가 앓고 있는 질병은 36,000여 가지가 있는데 이 질병의 모든 원인은 활성산소 때문이다'라고 발표할 정도로 무시무시한 놈입니다. 활성산소를 어려운 말로 프리 래디컬Free Radical 또는 자유 래디컬이라고도 부르는데요. 앞으로 활성산소나 프리 래디컬이라는 말이 나오면 '아하, 산소 쓰레기~'라고 쉽게 생각하시길 부탁드립니다. 자동차의 배기가스를 생각하면 더 쉽습니다. 배기가스가 완전히 배출되지 않고 차 안으로 스며든다면 자동차도 망가지고 그 안에서 운전하는 인간도 망가지게 되지 않겠습니까? 제가 완전 배출을 주장하는 이유입니다.

안타까운 현상이 있는데요. 어린이집에서는 사과 껍질을 벗겨서 간식으로 줍니다. 농약 걱정 때문에 그럴 수도 있고 아이들이 식감 때문에 뱉어내니까 그럴 수도 있습니다. 그런데 사과는 80~90%의 영양분이 껍질에 있습니다. TV 드라마에서 사과 껍질을 잘 벗기느니 못 벗기느니 하고 시어머니가 며느리 구박도 하는 장면이 나오기도 합니다.

사과 껍질에는 항산화 물질, 그러니까 '몸속 산소 쓰레기를 배출하는 성분'이 있어서 혈관을 청소해줍니다. 좋은 콜레스테롤HDL이니 나쁜 콜레스테롤LDL이니 복잡하게 생각하실 필요가 없습니다. 복잡하게 생각하면 끝이 없습니다. 그냥 '혈관에 기름때가 낀 것'이라 생각하면 쉽습니다. 우리가 불고기를 재어 놓을 때 키위나 배를 많이 쓰는 이유가 바로 이것입니다. 고기의 기름기를 분해하기 때문입니다. 막힌 혈관의 기름기를 사과 껍질이 분해해서 밖으로 배출한다고 생각하면 쉽습니다.

이 항산화물질은 고기·생선·계란·우유·공장 음식에는 전혀 없습니다. 없는 정도가 아니라 제로(0)입니다. 지금 당장 인터넷 검색창에 항산화물질 혹은 파이토케미컬이라고 쳐보십시오. 모두 식물에만 있다고 나옵니다. 저와 내기를 하셔도 좋습니다. 또한 몸에 좋은 과일이나 채소라고 해서 불에 익히면 항산화물질은 모두 사망합니다. 제가 계속해서 살아있는 음식을 먹어야 한다고 주장하는 이유입니다.

'콩나물에 항산화물질이 많으니 콩나물을 많이 드세요'라고 누군가 얘기하면 '콩나물을 생으로 먹는 사람도 있나요?'라고 질문하십시오. 그리고 '삶아 먹으면 항산화물질이 다 죽어버리는데 어쩌란 말입니까?'라고 또 질문하십시오. 의사들은 질문하는 환자를 싫어합니다만 끊임없이 질문해야 합니다. 당신은 돈을 내고 서비스를 받는 고객입니다. 돈을 내는 사람이 그 제품이나 서비스에 대해 질문을 하지 않는다면 당신은, 경찰신분증을 내보이며 구둣발로 방에 들어와 돈을 훔치는 그들의 뒷모습을 보고도 아무 말도 못하는 '호구'가 될 뿐입니다.

과일과 채소를 먹기 생소하신 분을 위해서 채소즙·과일즙·채소과일주스를 권합니다. 시중에서 파는 공장 음식에는 모두 화학성분이 들어있습니다. '무공해'라는 말에 현혹되어서는 안 됩니다. 대부분 설탕과 소금과 방부제와 각종 화학물질이 들어있습니다. 아무것도 첨가하지 마시고 무첨가로 드십시오. 채소즙·과일즙·채소과일주스 등 복잡하기 때문에 저는 앞으로 이 책에서 '무첨가 주스'라고 간단하게 표현하겠습니다.

시중에 별로 비싸지 않은 착즙기나 믹서기를 사용하시면 됩니다. 무거운 아침을 먹고 전철에서 조는 것과 가벼운 무첨가 주스를 먹고 하루를 여는 것은 천지 차이라는 것을 경험하십시오. 그것은 마치 시끄러운 클럽에서 헤비메탈HeavyMetal 음악을 듣다가 새벽 아침 청결한 몸과 마음으로 클래식 FM을 듣는 것과 다르지 않습니다.

물론 씹어 먹는 것이 가장 좋습니다. 우리 침에는 아밀라아제 Amylase라는 탄수화물 분해효소가 있습니다. 인간의 침에는 단백질 분해효소인 프로테아제Protease와 지방 분해효소인 리파아제Lipase 가 없습니다. 물론 몸속의 장기에서 육류를 소화시키는 각종 효소 가 생성됩니다. 그래서 힘들게 겨우겨우 소화하게 됩니다. 아침에 고기를 먹으면 졸리고 힘든 이유입니다. 배출에 쓰여야 할 에너지 가 소화에 사용되면서 뱃속을 요동치게 하기 때문입니다. 그러나 과 일과 채소를 먹으면 침이 이미 섞여 있기 때문에 1차 소화가 완성되 고 장으로 들어가 2차 소화가 완성되는데 불과 30분밖에 걸리지 않 습니다. 무첨가 주스는 불과 5분~10분 만에 소화를 완성합니다.

몸에 좋다는 채소와 과일도 안 먹으면 소용없습니다. 제가 무 첨가 주스를 추천하는 이유입니다. 제 경험으로는 당근과 사과와 양배추 이렇게 3개 정도만 넣어서 돌리면 맛이 좋습니다. 이것들이 없으면 냉장고에 있는 과일과 채소를 모두 다 넣어도 상관없습니 다. '냉파'라고 하죠? 냉장고 파먹기의 준말인데요. 모든 채소와 과 일은 서로 어울리니까 냉파를 하신 후 새롭고 신선한 과일로 냉장고를 채우시면 됩니다.

'과일주스는 혈당을 높인다'라는 말에 현혹되지 마시길 바랍니다. 시중에서 파는 과일주스(설탕 및 각종 화학물질이 첨가된)는 당연히 혈당을 올립니다. 무공해니 유기농이라는 말에도 현혹되지 마시기 바랍니다. 살균과 멸균을 거치는 순간 그것은 더 이상 살아있는 음식이 아닙니다. 아무리 유기농 과일이라 해도 열을 가하는 순간 각종 미네랄은 모두 사망이라는 사실을 꼭 기억하시기 바랍니다.

독일의 마르텐Mlten 박사에 의하면, 생채소를 삶으면 단백질은 1/2로 줄어들고 나트륨(염분)은 1/4로 줄어든다는 사실을 실험 결과로 증명했습니다. 익힌 것을 먹으면 날 것에 비해 3~4배를 더 먹어야 미네랄이 충족됩니다. 우리가 채소를 샐러드로 먹으면 소금을 뿌리지 않아도 맛있게 먹을 수 있습니다. 그러나 불로 익혀 나물로 만들어 먹으면 미네랄(특히 염분)이 죽어버리므로 소금을 쳐야 그나마 맛있게 먹을 수 있는 이유입니다.

전문가들은 정제된 가짜 과당(액상과당 등)과 과일 속에 있는 진짜 과당을 한 묶음으로 비판하는 경향이 있습니다. 식물에서 추출한 후 열처리해서 물에 녹인 것을 액상과당이라고 합니다. 이것은 단單당류로서 다多당류인 과일과 근본적으로 다릅니다. 액상과당은 세상의 어떤 당분보다 체내 흡수속도가 빠르게 이루어져 혈당을 급격히 상승시킵니다.

'인슐린 저항성'이라는 말도 좀 어렵습니다. 우리가 음식을 먹으면 포도당의 형태로 소화되어 몸속의 세포로 이동해 에너지로 쓰입니다. 이 세포의 문을 열어주는 열쇠가 바로 인슐린입니다. 그런데 몸에 당(정제당)이 너무 많아 혈관에 머물면 당 수치가 올라갑니다. 이 당을 처리하기 위해 인슐린 공장으로 불리는 췌장이 바빠집니다. 인슐린을 급격히 분비하다가 지치게 되는데 이것을 '인슐린 저항성'이라고 합니다.

그러니까 42.195km를 뛰어야 하는 마라톤 선수(췌장)가 100m 선수처럼 달리는 격입니다. 1km도 달리지 않아서(인슐린을 엄청나게 뿜어대야 하므로) 지쳐 쓰러지게 됩니다. 이렇게 췌장이 더 이상 일을 할 수 없는 상태를 어렵게 표현해서 인슐린 저항성이라고 합니다.

현명한 우리의 몸은 이것을 오줌으로 배출하려고 노력하는데, 오줌에 당이 너무 많다고 해서, 엿 당糖에 오줌 뇨尿를 써서 붙여진 이름이 당뇨糖尿입니다. 당뇨를 한방에서는 다른 말로 소갈증消渴症이라고도 하는데요. 지나친 당, 즉 독소가 들어오면 몸에서 물을 찾아 정화시키려는 자연 치유 반응이 일어납니다. 그러니까 당뇨를 치료한다고 무슨 무슨 약을 먹을 것이 아니라 물을 마시면 됩니다. 몸이 진정되면 인공당(공장 음식)을 먹지 말고 천연당인 채소와 과일을 먹으면 됩니다.

거듭 강조하지만 어떤 성분이 좋다고 해서, 그것을 공장에서 열처리한 후 추출하여 제품으로 만들면 거의 모두 독이 됩니다. 과일과 채소에는 아직도 성분이 확인되지 않은 수천수만의 영양 성분들이 들어있습니다. 이 성분들이 유기적으로 연결되어 있습니다. 과일과 나뭇잎을 주 먹이로 하는 침팬지(인간과 유전자 99.6% 동일)로부터 700만 년 전 갈라져 나온 우리 호모사피엔스가, 과당을 인공적으로 추출해서 먹어왔다면 우리 인류는 벌써 당뇨병으로 멸종했을 것입니다.

당근과 사과와 양배추를 즙이나 주스로 내서 마시든 그냥 먹든 2주 동안만 실천해보시길 권합니다. 그 후에 당신의 몸에 복잡한 이름의 질병을 붙인 의사를 찾아가 보십시오. 진료기록부를 새로 만들면서 깜짝 놀랄 것이라고 저는 장담합니다.

2주 동안 상추를 매일 먹었더니
의사들도 깜짝 놀랍니다

상추는 우리 주위에서 흔하게 먹을 수 있는 식물입니다. 거듭 강조하지만 진실은 항상 단순하다고 저는 주장합니다. 몸에 좋은 음식은 인간과 아주 가까운 곳에 있다고 저는 주장합니다. 오래 살려고 불로초를 찾아 헤매던 진시황이 몇 살까지 살았는지 당신은 아시는지요? 당신은 '그래도 60~70세까지는 살았겠지'라고 생각하실 것입니다. 천만의 말씀입니다. 49세입니다. 그러니까 50도 되기 전에 죽어버렸습니다. 불로초는 미국에도 없고 중국에도 없고 달나라에도 없고 당신 바로 옆에 있습니다. 저는 지금 불로초, 즉 상추를 드시라고 말하고 있습니다.

상추는 생각보다 엄청난 놈입니다. 천연 비타민제, 천연 미네랄제라고 생각하면 맞습니다. 상추는 한자어 생채生菜에서 변형된 말로 '날로 먹는 채소'라는 뜻입니다. 상추 뿌리를 딱 자르면 우유처럼 하얗게 나오는 바로 이것이 락투카리움Lactucarium이라는 물질입니다. 이것이 진통효과가 있어서 '상추아편'lettuce opium이라 불리기도 합니다. 그 만큼 진통효과 및 진정효과가 있습니다.

학생 때 어머니께서 '졸리니까 상추먹지 마라'라고 하신 말씀에 다 이유가 있는 것입니다. 점심식사 후에 우리가 졸고 있으면 선생님이 '너희들 상추 먹었냐?'하신 것도 다 이 이유가 있는 것입니다. 특히 이 락투카리움은 현재까지의 연구로는 상추랑 치커리 딱 2종류에서만 나옵니다. 눈치 빠른 제약 회사에서 상추에서 각종 성분을 추출해서 수면유도제를 판매하고 있습니다.

수면제 얘기가 나왔으니 이야기를 안 할 수가 없습니다. 10여 년 전 SBS '그것이 알고 싶다'에서 수면제의 진실에 관한 주제로 방송을 했었습니다. '연예인들의 끝나지 않은 사망 사건'을 다루었는데요. 그 배경에 수면제(졸피뎀Zolpidem)가 있었음을 만천하에 고발했습니다. 텔런트 최진실 · 최진영 남매와 수 많은 연예인들의 밝혀지지 않은 자살 사건에 대한 이야기였습니다. 최진실씨의 매니저와 지인들은 다음과 같이 말했습니다.

"그 약이 아니었으면 절대 그런 일이 생기긴 않았을 거예요. 내가

먹어보지 않았으니까 부작용을 몰랐다니까요. 알았다면 무조건
막았겠죠."

방송 제작진은 폭식, 기억상실, 자살 시도 등 이해할 수 없었던
죽음 뒤에 수면제가 있었다고 증언했습니다. 이렇게 위험한 약물
을 누구나 쉽게 처방받을 수 있는 이유는 무엇일까요? 보건당국은
이처럼 비극적인 부작용을 초래하는 이 약물을 도대체 어떻게 관
리하고 있는 걸까요?

이런 수면제의 부작용이 계속되자 언제부터인가 수면제라는
이름이 사라지고 슬그머니 '수면유도제'라는 부드러운 이름이 등
장했습니다. 수면제의 부작용을 염려한 제약 회사의 발 빠른 대처
인데요. 내용은 그대로 두고 이름만 바꾼 것입니다. 여러분은 공장
에서 만든 '악마의 약' 수면유도제 말고 천연 수면유도제인 상추를
드시기 바랍니다.

또한 철분과 엽산 등이 풍부해서 임산부에 특히 좋습니다. 시
골 장터에 가면 옛날에 약장수들이 '남자는 정력에 좋고 여자는 피
부에 좋고'라며 알약을 팔곤 했는데요. 알약 말고 천연 강장제 상추
를 드시기 바랍니다.

지금은 뭐 외국에서 들여온 소고기가 흔하지만 제가 초등학교
다닐 때만 해도 돈 좀 있어야 소고기(한우)를 먹었는데요. 제 친구

하는 말이 '고기도 먹어본 놈이 먹는다'라며 소금장에 소고기만 찍어서 계속 먹는 것을 보았습니다. 채소는 일절 먹지 않고 소고기만 먹는 것을 자랑스럽게 뽐냈는데요. 이거 정말 '돈 자랑'은 될지언정 바보 같은 짓입니다. 고기 먹을 때 상추와 깻잎과 마늘을 싸서 먹는 것은 다 이유가 있습니다. 상추와 깻잎과 마늘, 이 3종 세트가 소화가 어려운 고기를 분해시켜주기 때문입니다.

어쩔 수 없이 고깃집을 가시더라도 '샐러드 셀프바'가 있는 집에 가실 것을 추천합니다. 상추와 각종 채소를 가져다 먹을 수 있으니 설사 고기를 드시더라도 상추에 파무침과 마늘과 양파를 가득 넣어 쌈으로 드시면 고기 1인분의 반도 먹기 전에 배가 불러옵니다. 이것은 제 경험인데요. 채소로 배를 채우면 다음 날 아침 배변이 너무 시원합니다. 어제 먹은 파무침과 양파 냄새가 밖으로 배출되는데요. 몸속에서 소화가 완성되어 완전히 배출되었다는 증거입니다. 몸무게는 1kg이 빠져 있습니다. '굶어야 빠진다'가 아니라 '몸 청소를 해야 빠진다'가 정답입니다. 이것 또한 해보지 않고는 알 수가 없습니다. 정주영 회장님의 '해봤어?'라는 말은 정말 명언이 아닐 수 없습니다.

우리가 마트에서 흔히 접할 수 있는 상추는 (1)꽃상추 (2)적상추 (3)로메인 등이 있습니다. 그런데 많은 주부님이 '선생님 기생충

무서워서 채소를 못 먹겠어요'하는 것입니다. 저도 처음엔 안 믿었는데요. 지금 우리가 세계 10위 강대국으로 선진국인데 설마했습니다. 그런데 동영상을 보여주곤 합니다. 그런데 그것은 기생충이 아니라 아주 작은 미생물입니다.

1970년대 80년대까지만 해도 기생충 보균자가 70%를 넘었습니다. 그러나 지금 우리나라는 토양 매개체로 기생충 감염이 안 되는 나라로 지정이 되어있습니다. 지금은 인분으로 비료를 주는 곳이 거의 없습니다. 유기농 농사를 짓는 곳에서도 인분을 줄 때는 발효시켜서 액상비료라는 형태로 주기 때문에 기생충이 나올 수가 없습니다. 얼마 전 서울대 · 충남대 공동 연구에서 기생충 실험을 하는데 우리나라 어디에도 기생충이 없어서 따로 실험실에서 배양해야 할 정도였으니까요. 안심하시고 흐르는 물에 씻어서 드시면 됩니다.

또 다른 문제는 농약입니다. 농약 역시 우리나라 식약처가 세계의 1등급 수준으로 검열을 하고 있습니다. 또한 수용성 농약을 쓰고 있기 때문에 수확 후 2주 정도면 다 사라지는 농약만 쓰도록 하고 있습니다. 그마저도 잔류 농약은 물에다가 씻으면 다 사라지게 되어 있습니다. 정 불안하시면 물에다가 일단 담가 놓으시고 1, 2분 정도 놔두셨다가 흐르는 물에 좌우로 3번 상추를 흔드시면 됩니다.

그리고 가능하면 세제를 사용하지 마실 것을 부탁드립니다. 아무리 '천연 세정제'라는 이름이 붙어 있어도 '일종의 비눗물'입니다. 불안한 소비자의 마음을 파고든 마케팅일 뿐입니다. '그래도 불안한 마음이 안정되지 않는 사람'이 아니면 사용하지 않기를 권합니다. 상추를 2주 동안 계속해서 먹었더니 살이 빠지고 심신이 안정되었다고 말하면, 진료기록부를 새로 만들던 의사도 깜짝 놀랄 것이라고 저는 장담합니다.

이러다 신선이 되지 않을까
걱정됩니다

(박윤경, 서울, 47세 여성)

주위의 친한 분들은 저를 '화장실에 잘 못 가는 사람'이라고 정의 내릴 정도로 변비가 심했습니다. 항상 아프다, 힘들다, 피곤하다, 이런 말들을 입에 달고 살았고 아이들도 '엄마는 집에서 쉬어야 하는 사람'이라고 생각할 정도였습니다. 무력감과 불면증과 위경련이 심했고 한밤중 숨이 막혀서 일어나거나 가위눌리는 일도 다반사였습니다. 병원도 다녀보고 한의원도 다녀보고 독소 제거 처방도 받아보았지만 결과는 신통치 않았습니다.

그러다 무엇엔가 이끌리듯 조승우 원장님의 동영상을 보게 되었습니다. 작심삼일 하는 셈 치고 채소·과일식을 시작했습니다. 오전 10시쯤 첫 식사를 시작해 6시쯤 마무리하는 패턴을 지키려 노력했습니다. 한 달쯤 지나자 과자나 빵 같은 공장 음식을 자연스럽게 끊을 수 있었습니다. 밀가루, 술, 탄산수, 커피 등도 옛 애인이 되어가고 있습니다. 간혹 밀가루가 입에 들어가거나 고기를 먹게 되더라도 다음 날 더 많은 채소와 과일을 먹으면서 편안함을 유지하려 했습니다. 벌써 100일이 지나갑니다. 제가 제 의지로 100일 넘게 했던 것은 평생 2번째로 기억합니다.

놀라운 변화들이 찾아왔습니다. 첫 번째는 '변비 제로'입니다. 아침마다 화장실을 규칙적으로 가는 여자가 되었다니 저도 깜짝깜짝 놀랍니다. 변비로 고생하다가 노폐물이 완전히 배출되는 느낌을 받는다는 것은 경험해보지 않은 사람은 모릅니다. 냉장고에 남은 유산균을 어찌 처분해야 할지 살짝 고민 중입니다.

두 번째는 피부입니다. 뱀살이나 닭살 같은 피부였고 많이 건조했는데 내가 내 몸을 만져보아도 오호라~하는 보드라움이 있습니다. 매번 샤워할 때마다 신기한 생각이 들고 주변 사람들에게서 얼굴빛이 좋아졌다는 소리를 매번 듣고 있습니다.

세 번째는 체중입니다. 지방 덩어리가 7kg 이상 사라졌습니다. 60kg이 53kg으로 빠졌습니다. 칼로리도 계산하지 않고 다이어트 약도 먹지 않았는데 그야말로 '저절로' 빠졌습니다.

네 번째는 수면입니다. 채소 · 과일식을 하기 전에는 병원 처방으로 수면유도제를 먹어야 잠들었었는데, 지금은 약도 없이 10시면 졸려서 침대 속으로 쓰러집니다. 아침에도 가뿐하게 눈이 떠집니다. 주3일 새벽 수영을 가는데 몸이 너무 가볍습니다.

다섯 번째는 등과 허리와 목이 수시로 뻐근하고 시큰거려서 한 달에 여러 번 물리치료를 받았는데 최근에는 한 번도 가지 않았다는 사실입니다.

마지막은 제 마음의 변화입니다. '음식을 바꾸면 몸이 바뀌고 몸이 바뀌면 영혼이 바뀐다'라는 글을 읽고 긴가민가했는데 그것이 사실이었습니다. 몸속의 노폐물이 완전 배출되고 마음속의 독소도 완전 배출되었기 때문이라고 믿고 있습니다.

아이들에게 잔소리도 줄었고 마음이 평안해져 옵니다. 매사에 의욕이 생겼고 스트레스도 덜 받습니다. 1년 후 그리고 3년 후에 제가 어떻게 변해 있을지 궁금합니다. 혹시 신선이 되어있을지도 모르겠습니다. 한 가지 확실한 것은 평생 이 길에서 방향을 바꾸지 않을 것이란 확신입니다.

- 네이버 예방원 카페, 완전 배출 사례 중에서

4장

방귀와 트림은
탁한 음식 때문입니다

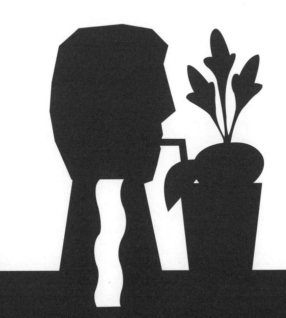

¤¤¤

식당의 음식물 쓰레기통을 생각하면 쉽습니다.

과일 찌꺼기만 있다거나 채소 찌꺼기만 있으면 냄새가 별로 없습니다.

그러나 대형식당에서 손님들이 먹다 남은 음식을 모아 놓은

쓰레기통에는 코를 막고 도망칠 것입니다.

섞어 먹을수록 부패가 심한 이유입니다.

섞어 먹으면 부패가 일어나고
방귀와 트림이 발생합니다

당신은 방귀나 트림 때문에 불편을 겪은 기억이 있을 것입니다. 본인 때문에 주위에 있는 사람들이 코를 막고 찡그린다면 참 부끄럽기 때문입니다. 방귀는 고체나 액체가 기체 상태로 변환하는 과정에서 발생하는 자연적인 반응입니다. 당신이 서로 어울리지 않는 음식을 함께 먹으면, 그러니까 채소도 먹고 고기도 먹고 빵도 먹고 라면도 먹고 이것저것 한꺼번에 몸속에 구겨 넣으면 몸 안에서 발효나 부패가 일어납니다. 이것은 자연의 이치입니다.

당신이 식당을 운영하고 있다고 생각해봅시다. 줄어드는 매출을 생각하고 은행 빚을 생각하고 자녀 학자금 문제를 동시에 생각한다면 머리가 찢어질 듯 아플 것입니다. 그리고 한숨이 나옵니다.

이런 것들을 화병火病이라고 하는데요. 울화병鬱火病의 준말입니다. 한방에서는 이 화병의 치료법으로 소화기로 불을 끄는 것처럼 소화消火시키는 것이 아니라 해소解消하는 것을 상책으로 봅니다. 여기에서 해소란 '어려운 일이나 문제를 해결하여 없애 버림'이라는 뜻입니다. 그러니까 약을 먹어 일시적으로 불을 끄지 말고 그 원인을 밖으로 배출해버린다는 뜻입니다.

일시적으로 불을 끈다(약을 먹어 증상을 없앤다)고 해서 화병의 원인이 남아 있다면 다시 화병이 발생하기 때문입니다. 당신의 그 한숨이 정신적인 가스의 배출이라면 방귀나 트림은 육체적인 가스의 배출입니다. 우리 몸도 이와 다를 것이 없습니다. 이것저것 섞어 먹으면 소화기관 여기저기에 과도한 부담을 주어 가스가 발생합니다. 해소 방법은 불씨(원인)를 밖으로 배출하는 것입니다. 배출했는데 또다시 불씨가 생기면 또다시 없애면 됩니다. 매일매일 '살아있는 음식'을 먹는 일은 매일매일 육체의 불씨를 없애는 일입니다.

식당의 음식물 쓰레기통을 생각해보십시오. 과일 찌꺼기만 있다거나 채소 찌꺼기만 있으면 냄새가 별로 없습니다. 그러나 대형 식당에서 손님들이 먹다 남은 음식을 모아 놓은 쓰레기통(고기와 생선과 계란과 과일과 채소와 각종 양념 범벅인 음식물이 섞인)에는 코를 막고 도망칠 것입니다. 섞어 먹을수록 부패가 심한 이유입니다.

침팬지와 유전자가 99.6% 일치하는 호모사피엔스는 700만 년 전 아프리카 대륙에서 살 때만 해도 음식이 단순했으므로 섞어 먹을 기회가 거의 없었습니다. 그러나 인류가 유럽과 아시아로 이동하면서 농사를 짓기 시작한 1만 년 전부터 우리는 이것저것 섞어 먹기 시작했습니다. 과일과 채소도 먹었지만 불에 구워 양념한 고기와 감자와 각종 통곡물을 익혀서 요리해 먹기 시작했습니다. 그리고 그것을 한 상에 차려놓고 먹기 시작한 것입니다. 여기에서부터 인류의 비만과 질병이 시작되었습니다. 하비 다이아몬드는 〈다이어트 불변의 법칙〉에서 다음과 같이 갈파하고 있습니다.

"모든 포유류는, 소화관의 길이가 3.65m 정도인 사자부터 무려 85m나 되는 기린까지, 그 동물이 먹는 음식의 종류에 맞게 생물학적으로 적응된 소화기관을 지니고 있다. 이 지구상에는 육식동물(사자나 호랑이 등), 초식동물(말이나 노루 등), 잡식동물(곰이나 쥐 등), 과일식을 하는 동물(오랑우탄이나 침팬지 등)들이 있다. 그들은 모두 그것을 먹고 소화시키면서 수백 수천만년 진화를 해왔다. 인간이 어떤 형태의 소화기관을 가지고 있느냐에 대해서는 논란이 있다. 그러나 1가지 확실한 것은 인간은 여러 가지 형태의 소화기관을 모두 가지고 있지 않다는 사실이다. 그러나 우리 인간은 사자, 기린, 돼지, 말, 원숭이의 음식을 모두 먹는다. 인간은 이 모든 동물이 먹는 음식을 먹을 뿐만 아니라, 밥상 위에 이 모든 것을 올려놓고 한꺼번에 먹는다. 여기에서 문제가 발생한다. 이것은 소화기관에 엄청난 부담을 지우며 몸에 독성 노폐물을 만들어내고 엄청난 양의 에너지를 소모시킨다."

(하비 다이아몬드 저, 강신원 역, 다이어트 불변의 법칙-사이먼북스, 2021년, 82쪽)

산성 음식은 산성 소화액이 필요하고 알칼리성 음식은 알칼리성 소화액이 필요합니다. 이것이 기본입니다. 당신이 스테이크를 먹었다고 가정해봅시다. 일단 위장 속으로 들어가면 농축된 단백질(산성 음식)은 그것을 분해하는 산성 소화액(위액)을 필요로 합니다. 동시에 당신은 구운 감자(알칼리성 음식)도 먹게 됩니다. 구운 감자는 그 안에 있는 수분이 상당 부분 제거되어 매우 농축된 전분의 성격을 띠게 됩니다. 그런데 이 전분 음식을 분해하는 데 필요한 소화액은 산성이 아니라 알칼리성입니다.

중학교 때 화학 수업을 들은 사람이라면 산과 알칼리가 만나면 어떤 일이 벌어지는지 잘 알 것입니다. 이 둘은 서로를 중화시킵니다. 중화된 음식물은 더 많은 소화액이 필요하고 더 많은 에너지가 필요합니다. 그래서 당신이 호텔 뷔페에서 '이것저것 섞어 먹으면' 속이 더부룩한 이유입니다. 탁한 음식들을 한꺼번에 털어 넣으면 방귀와 트림이 나오지 않을 수가 없습니다.

　그러나 당신이 과일과 채소를 아무리 좋아한다고 해도 한꺼번에 많이 먹을 수가 없습니다. 딱 먹을 만큼만 먹게 됩니다. 배가 불러서 먹을 수가 없습니다. 바로 그 지점이 식사를 멈추어야 할 순간입니다. 당신은 과일과 채소를 먹은 후 가볍게 산책을 할 수도 있고 자전거도 탈 수 있으며 배드민턴도 칠 수 있습니다.

　그러나 빵과 스테이크와 피자와 햄버거를 한꺼번에 먹는다면? 분명 엄청난 양을 먹고 있는데도 식욕은 멈추질 않습니다. 그리고 헉헉거리면서 소파에 눕게 되는데 TV 리모컨을 찾아 채널을 돌리면서 또다시 맥주를 마시게 됩니다. 불에 익히거나 공장에서 정제된 음식은 호모사피엔스의 신경을 틀어막아 적정량을 분간할 수 없게 교란시키기 때문입니다.

　우리가 만들어 먹는 모든 음식은 특정 화학원소 및 분자들의 합성 물질입니다. 우리가 생채소와 생과일만 먹게 되면 그 구성 원소들은 활성화됩니다. 유기적으로 살아있는 원소들이기 때문에 적절히 섞어 먹어도 아무런 문제가 없습니다. 당신이 냉장고에 있는 모든 과일과 채소를 한꺼번에 '냉파'(냉장고 파먹기)하셔서 착즙기나 믹서기에 넣어 주스를 만든다 해도 아무런 문제가 발생하지 않습니다.

　그런데 음식을 가공하거나 익히게 되면, 그 구성 원소들이 불

활성화됩니다. 이는 모든 음식에 예외 없이 해당합니다. 전분, 곡류, 설탕은 알칼리성에 속하므로 알칼리성 소화액을 필요로 합니다. 농축된 단백질, 고기, 생선, 계란, 우유 등은 산성에 속하며 산성 소화액을 필요로 합니다. 따라서 당신이 고기(산성)와 빵이나 감자(알칼리성)를 함께 털어 넣으면 서로 소화에 방해를 받습니다. 그 결과는 바로 탄수화물의 발효와 단백질의 부패, 즉 방귀와 트림으로 변한다는 사실을 명심하시기 바랍니다.

수분과 지방이
살찌게 만든다고?

　거기에다가 독성 가득한 공장 음식을 먹게 되면 그 독성물질은 하루에 처리할 수 없기 때문에 어디엔가 저장해 두어야 합니다. 그 최적의 저장장소는 바로 지방세포입니다. 허리나 장딴지나 엉덩이가 바로 그곳입니다. 일단 저장해 놓았다가 다음 날 처리하라고 뇌에서 명령을 내리기 때문입니다. 그런데 다음 날 또 공장 음식이 들어온다면 뇌는 '물을 많이 마셔서 중화시켜라'고 명령을 내립니다. 당신이 독성 가득한 공장 음식을 먹으면 먹을수록 물을 많이 마시게 되는 이유입니다.

　수분과 지방은 친구 사이입니다. 지방은 수분을 부르는데 특히 독성 가득한 수분(술과 청량음료 등)을 부릅니다. 살이 찐 사람들은 배도 출렁거리고 팔뚝도 출렁거리는데 지방과 수분이 함께 그곳에 자리하기 때문입니다. 그러나 저는 그것도 일종의 '몸의 자구책'이라고 주장합니다. 독성물질이 지방세포에 저장되지 않고 혈관을 타고 온몸을 돌아다닌다면 사망이기 때문입니다. 물을 마셔 중화시키지 않으면 독성물질이 심장을 파고들거나 뇌 속으로 침투하면 사망이기 때문입니다. 그러니까 '살이 찌는 것'도 우리 몸이 죽지 않고 살기 위한 생존반응이라고 제가 주장하는 까닭입니다.

살아있는 음식을 주로 먹으면서 자라는 아이들에게 방귀나 트림이 거의 없다는 사실을 저는 오랫동안 관찰했습니다. 여기서 살아있는 음식이란 육회나 생선회가 아니라 생채소와 생과일과 무첨가 주스를 말합니다. 불로 가열하거나 각종 화학물질을 투하한 공장 음식과 깡통음식을 말하는 것이 아닙니다. 깡통음식, 삶은 음식, 굽거나 튀긴 음식을 먹는 사람들은 위장에서 형성되는 가스로 인하여 트림을 자주 하게 하고 방귀를 자주 뀌게 됩니다.

인간의 위장 상단 부분에는 약간의 여분 공간이 있습니다. 이것은 소화과정에서 자연적으로 생기는 가스를 저장하기 위한 것입니다. 우리 인간의 몸은 이처럼 친절합니다. 당신이 가열하지 않은 산 음식을 먹더라도, 위에서 음식이 소화액과 섞이며 섬유소를 분해하는 과정에서 아주 적은 양의 가스가 발생하기도 합니다. 그 적은 양은 전혀 위에 부담을 주지 않습니다.

섞어 먹을수록
악취를 풍기는 이유

우리가 서로 어울리지 않는 음식을 섞어 먹게 되면 문제가 생깁니다. 예를 들어 고기와 밥을 같이 먹거나, 빵에 잼을 발라 먹거나, 과일을 설탕과 함께 먹으면 그런 음식들은 발효가 되어 엄청난 가스를 만들어냅니다. 과일과 채소 등 살아있는 음식들은 소화효소가 비슷하기 때문에 큰 문제가 없습니다. 그러나 녹말음식과 고기를 같이 먹거나, 고기와 공장 음식을 같이 먹거나, 각종 공장 음식을 함께 먹으면 몸에서 발효와 부패가 일어나 악취를 풍기기 시작합니다.

섞어 먹으면 부패한다고 하니까 '그럼 나는 피자만 먹을래' 또는 '햄버거만 먹을래'라고 말하는 사람도 있을 것입니다. 피자와 햄버거는 탄수화물+단백질+지방의 종합 세트라는 점을 잊지 마시기 바랍니다. 삼겹살에 해물에 닭고기를 범벅한 후 치즈를 듬뿍 뿌린 '육해공군 음식'에다 냉면 한 사발을 먹는다면, 그것 역시 '종합 세트를 먹고 내일 죽어도 좋으니 일단 먹고 죽자'라고 고백한 셈입니다. 방귀와 트림과 악취는 보너스로 얻었다고 보시면 됩니다.

단순한 발효현상이라면 큰 문제가 되지 않습니다. 당신이 불에 익힌 동물의 시체(소고기, 돼지고기, 닭고기, 생선 등)를 먹게 되면 각종 산화작용이 일어나는데, 이 경우 가스의 양이 많을 뿐 아니라 역겨운 냄새를 뿜어냅니다. 고기를 좋아하는 사람이나 소화기능이 떨어진 노인들의 입에서 악취가 나는 것이 바로 이런 원인입니다.

노인들의 소화 기능이 떨어지는 것은 더 오래 살기 위해서입니다. 생존 본능이라는 말입니다. 그래서 노인들은 젊은이보다 음식을 적게 먹습니다. 이런 노인들에게 효도한답시고 '입맛이 없을수록 많이 드세요'라고 말하는 것은 '많이 먹고 빨리 죽으세요'라고 말하는 것과 같습니다. 많이 먹으면서 오래 사는 노인을 저는 한 명도 보지 못했습니다. 매스컴은 사람을 조종합니다. 세상의 혼란스런 법칙을 따르지 말고 신(자연)의 법칙을 따르시길 부탁드립니다.

당신이 일반식을 하더라도, 식사의 70~80% 이상을 생채소, 생과일, 무첨가주스를 주로 먹는다면 향수를 사용하지 않고도 몸에서 악취가 나는 것을 방지할 수 있습니다. 방귀나 트림도 사라질 것입니다. 육식을 너무 많이 해서 몸에서 나는 악취를 방지하기 위해 서양에서 향수가 발달했다는 사실을 잊지 마십시오. 동물의 시체를 주로 먹는 사람에게서는 고기 썩는 냄새가 나고 과일과 채소를 주로 먹는 사람에게서는 과일향이 나는 법입니다. '지금의 당신은 당신이 먹은 것의 결과물이다'You Are What You Eat라는 서양의 격언이 괜히 나온 말이 아닙니다. 인간의 몸은 아주 복잡한 것 같지만 아주 단순한 원리로 작동한다는 사실도 잊지 마십시오.

잠깐 2장 44페이지에 있는 (그림 1) '인체의 소화시스템'을 다시 한 번 봐주십시오. 인간의 소화기관은 식도에서 시작해서 소장과 대장을 거쳐 항문으로 이어지는데 무려 10m에 달합니다. 장의 지름이 작은 것을 소장(길이는 6~7m)이라 부르고 지름이 큰 것을 대장(길이는 1.5m)이라 부릅니다. 길이로 구분하지 않고 지름으로 구분한다는 점을 말씀드립니다.

저는 '왜 소장은 길이가 길고 대장은 길이가 짧을까'라는 생각을 해보았습니다. 소장은 영양분을 흡수하는 작용을 하므로 시간이 소요되고 그만큼 길이가 길 수밖에 없고, 대장은 독소와 쓰레기를 하루라도 빨리 밖으로 배출해야 하므로 길이가 짧게 진화했다는 생각을 하게 되었습니다. 그래서 사자와 같은 육식동물의 경우 장의 길이가 3~4m로 몸길이의 3~6배에 불과하지만 초식동물의 경우 장의 길이가 10~12배에 이릅니다. 고기는 빨리 부패하고 독성을 품기 때문에 육식동물의 장이 짧은 것이고 짧아야만 빨리 쓰레기를 배출할 수 있다는 말입니다. 인간의 경우도 장의 길이가 8.5m 정도로 몸길이의 10~11배에 해당합니다. 나쁜 것은 빨리 배출하는 것이 상책입니다.

제가 가끔 아는 부잣집에 놀러갔을 때 마다 놀라는 점이 있습니다. 바로 '잡동사니 없음'이었습니다. 벽에 그림 한 점 정도 걸려 있을 뿐 '쓰레기 제로'입니다. 가난한 집일수록 잡동사니 천국입니다. 벽마다 빈 공간을 허락하지 않고 무수한 사진과 그림이 걸려 있습니다. 부엌과 거실에는 별로 필요할 것 같지 않은 물건들이 수북이 쌓여있습니다. '세상에 이런 일이' 같은 TV 프로그램을 보면 쓰레기 못 버리는 사람들이 출연합니다. 쓰레기를 가져다가 벽을 채우고 부엌에는 먹다 남은 음식이 썩고 있습니다. 당연히 냄새가 나고 벌레가 들끓지만 도무지 버릴 생각이 없습니다. 쓰레기 더미 한 구석에서 잠을 잡니다.

완강하게 반항하던 할머니를 설득해서 구청 직원들과 봉사 대원들이 쓰레기를 치워줍니다. 트럭으로 10대 분이 넘습니다. 쓰레기를 치우고 도배와 장판을 새로 하자 집이 깨끗해집니다. '할머니, 이제 쓰레기 그만 모으세요'라고 구청 직원이 말하자 할머니는 고맙다고 눈물을 흘립니다. 이렇게 프로그램은 해피엔딩으로 끝납니다.

저는 프로그램이 끝나고 생각에 잠깁니다. '과연 몇 달 후에 할머니 집은 어떻게 되었을까?' 단언컨대 옛날의 '쓰레기 집'으로 다시 돌아갔다고 장담합니다. 스스로 버린 것이 아니라 남의 도움으로 버렸기 때문입니다. '깨끗한 집'으로 형태는 바뀌었을지 몰라도 '그 사람의 생각'이 바뀌지 않았기 때문입니다. 우리 몸도 이와 하나도 다르지 않습니다. 수술로 환부를 도려냈다고 해도 독성물질이 계속 쌓이는 시스템(육류와 공장 음식을 식도 안으로 투하하는)은 변함이 없기 때문에 또다시 수술해야 하는 상황이 곧 도래합니다.

물건에 대한 욕심→잡동사니 모으기→쓰레기 천국→황폐화된 정신, 이런 식으로 진행된다면, 우리 몸도 음식에 대한 탐욕→육류와 공장 음식 투하→독소 천국→비만과 질병, 이런 식으로 진행됩니다. 생각이 바뀌지 않으면 아무리 살을 빼도 다시 찌고, 아무리 수술을 해도 질병은 돌아옵니다. 비만 수술 전문 의사였던 가쓰 데이비스Garth Davis 박사는 그의 저서 〈비만의 종말〉Proteinaholic에서 다음과 같이 고백합니다.

"비만 수술로 많은 돈을 벌고 있었고 성공에 대한 성취감에 한껏 고무되어 있었다. 나는 이것이 얼마나 미친 짓인지 그때는 알지 못했다. 환자의 위를 절제하거나(위절제술) 위의 윗부분에 밴드를 두르거나(위밴드수술) 음식물이 위를 통과하지 못하게 하거나(위우회술) 하는 것들을 가장 먼저 해야 한다고 환자들을 설득했다.

그러나 그들은 거의 대부분 1~2년 후에 몸무게가 원래대로 복귀
되어 다시 나를 찾아왔다. 수술 전보다 더 체중을 늘려 찾아오는
환자도 다반사였다."

(가쓰 데이비스 저, 이문희 · 강신원 역, 비만의 종말-사이몬북스, 2020년, 18쪽)

위에서 소화된 음식은 먼저 소장으로 가게 됩니다. 식도→위→
소장→대장→항문→배출, 이런 식으로 움직입니다. 위에서 대부분
소화되지만 완전히 소화되지 못한 음식들은 소장에 있는 박테리아
가 분해합니다. 박테리아는 음식을 잘게 분해하고 중화를 시키는
역할을 합니다. 배의 왼쪽에서 시작되는 대장의 초입 부분 이전에
서, 수분과 영양분 대부분이 흡수됩니다. 그리고 소화되지 않은 섬
유질은 오른쪽 부분의 대장으로 전달되어 몸 밖으로 배출됩니다.
이 섬유질을 우리는 천연의 대장청소부로 부릅니다.

저는 개인적으로 섞어 먹는 것을 경고한 니어링 부부의 글귀
들이 떠오릅니다. 헬렌 니어링과 스코트 니어링 부부가 쓴 또 다른
명저 〈조화로운 삶〉Living The Good Life에서는 이것저것 섞어 먹지 않는
것이 가장 이상적이라는 글귀들이 계속해서 이어집니다.

"몇 가지 안 되는 음식을 조금만 먹는 것은 건강하고 단순한 삶으

로 이끌어주는 훌륭한 길잡이다. 예를 들어 트리스탄다쿠냐 섬에서 원시생활을 하는 사람들은 몸도 건강하고 이빨도 튼튼하다는 보고가 있는데, 런던 타임스 기사에 따르면 이 사람들은 '한 번에 한 가지를 넘는 음식을 먹는 적이 없다'는 것이다. (중략) 채소와 과일을 먹되 자연에서 난 것을 있는 그대로 밭의 싱싱함을 느끼며, 그리고 한 끼 식사에 한두 가지만을 먹는 원칙을 지키면서 살아 보라. 그러면 여러분도 단순하게 먹는 것이 좋다는 우리 주장에 공감하게 될 것이다. 실제로 이 원칙을 바탕으로 우리는 식단을 정해 놓게 되었다. 아침에는 과일, 점심에는 수프와 곡식, 저녁에는 샐러드와 야채를 먹었다. (중략) 우리는 때때로 기운을 차리고 신체조직을 깨끗이 하려고 하루 종일 사과만 먹기도 했다."

(헬렌 니어링 스코트 니어링 저, 류시화 역, 조화로운 삶-보리, 2000년, 146쪽)

자연주의와 채소·과일식을 몸으로 직접 실천한 이들 부부 중 남편인 스코트 니어링은 100세가 되던 해에 서서히 곡기를 끊고 조용히 눈을 감아 자연사했습니다. 아내 헬렌 니어링은 92세의 나이에 안타까운 교통사고로 세상과 작별을 고하기 전, 90살이 되기까지 책을 쓰며 왕성한 활동을 했습니다.

죽은 섬유질은
배설 기능을 방해합니다

저는 여기에서 산 음식의 섬유질과 죽은 음식의 섬유질은 근본적으로 다르다는 점을 강조합니다. 우리의 믿음과는 달리 가열된 음식에 있는 '죽은' 섬유질은 배설에 많은 도움을 주지는 못합니다. 도움을 덜 줄 뿐만 아니라 때로는 대장 고유의 배설 기능을 방해하는 역할을 하기도 합니다. 그러나 가열하지 않은 산 음식에 포함된 섬유소는 마치 자석처럼 찌꺼기에 달라붙어서 배설에 큰 도움을 줍니다.

만약에 당신이 끊임없이 '죽은' 음식을 들여보내게 되면 영양 결핍을 가져와 장 안의 신경조직과 근육의 기능이 점점 약화되어 활기를 잃어버리게 됩니다. 부패한 음식을 적절하게 배설하지 못하게 되면 그것들이 장벽에 붙어 남아 있다가 축적됨으로써 대장에 숙변으로 남게 됩니다.

그렇게 되면 노폐물을 중화시키려는 '좋은 박테리아'와 썩은 물질을 좋아하는 '나쁜 박테리아' 사이에 지속적인 전쟁이 일어납니다. 전쟁이 맹렬할수록 화약 냄새가 진동하듯이, 박테리아의 전쟁이 맹렬할수록 더 많은 가스가 방출됩니다. 이 가스가 차고 넘치면 고약한 방귀 냄새를 뿜게 됩니다. 방귀로 완전히 빠져나오지 못한 가스는 소화기관을 타고 올라와 입으로 나오는데 바로 이것이 현대인의 가장 큰 적인 '입 냄새'입니다. 소화기관 내에서 어느 정도의 가스 발생은 자연적이며 피할 수 없는 인체의 현상입니다. 그러나 과다한 양의 가스는 여러 가지 질병의 원인이 됩니다.

여기서 저는 방귀와 트림 역시 자연 치유의 일부분이라는 점을 또 강조합니다. 방귀와 트림이 나오지 않는 시스템이 1등이라면 방귀와 트림이 나오는 시스템이 2등이고, 이것저것 섞어 먹는데도 방귀와 트림이 나오지 않는 시스템이 꼴찌입니다. 무슨 말이냐 하면, 독가스가 밖으로 새어 나오면 그나마 좀 살 수 있지만 독가스가 못 나오고 몸에 스며든다면 각종 질병의 원인이 되기 때문입니다.

이는 자동차의 배기 시스템과 다를 것이 없습니다. 좋은 연료를 넣은 좋은 자동차는 소리도 별로 없을뿐더러 배기가스도 심하지 않습니다. 완전연소하기 때문입니다. 요즘의 전기자동차는 가스 배출구도 없고 소음도 거의 없습니다. 옛날 증기기관차는 엄청 시끄러웠고 디젤기관차 역시 소음이 컸지만 KTX 기차는 소음이 크지 않습니다. 석탄보다 석유보다 효율이 높은 전기를 주원료로 하기 때문입니다.

원래 큰 생각을 가진 성인聖人이나 철인哲人들은 시끄럽지 않은 법입니다. 생각이 올곧지 못하고 우왕좌왕하는 저잣거리의 사람들이나 사기꾼들은 말이 많습니다. 전철에서 시끄럽게 떠드는 사람들을 보면 생긴 모습이나 행색도 비슷합니다. 한결같이 표정도 어딘지 모르게 불안해 보입니다. 인간의 몸도 이와 다를 것이 하나도 없습니다. 당신의 몸이 건강한 상태에서 살아있는 음식을 넣어주면 음식은 소리 없이 조용히 완전 연소되고 완전 배출됩니다.

가끔 제가 만나는 환자들 중 입에서 악취를 풍기는 사람이 있습니다. 그 악취가 어디서 나오는지 파악하는 것은 저에게 조금도 어렵지 않습니다. 눈빛이 흐려 있고, 피부도 누리끼리 창백하며, 배가 불룩 튀어나와 있고, 톡톡 튀는 생기라고는 찾아볼 수 없는 사람일수록 그들 배 속의 장이 축 늘어져 있음을 짐작할 수 있습니다. 뒤쪽 6장에 173페이지에 나와 있는 (그림 6)을 참고하시기 바랍니다. 그 장 기관은 악취를 뿜어대는 씨앗을 뿌리는 트랙터 역할을 하고 있다고 저는 주장합니다.

토마토가 빨갛게 익어 가면
의사의 얼굴은 파래집니다

만일 우리가 우리의 몸을 지속적으로 학대한다면 우리는 일찌 감치 늙어버리기로 작정한 것과 같습니다. 저는 50세에 60~70세로 보이는 사람도 많이 보았고 70세에 50~60세로 보이는 사람들도 많이 보아왔습니다. '산 음식'을 위주로 먹는 사람이냐, '죽은 음식'만 즐겨 먹는 사람이냐, 바로 이것이 젊음과 노화를 결정합니다.

많은 사람들은 아직도 몸속의 가스(방귀와 트림을 유발하는)가 어떤 원인으로 발생하는지 깨닫지 못하고 있습니다. 하얀 가운을 입은 전문가도 이 사실을 알려고 들지 않습니다. 이 사실을 알려 모든 인간이 건강해진다면 의사나 병원이나 제약회사가 파산하기 때문일까요? 그래서 '토마토가 빨갛게 익어 가면 의사의 얼굴은 파래진다.`When tomatoes ripen red, the doctor's face turns blue`는 서양 속담이 나온 것입니다.

우리가 지금까지 해오던 전통적인 식단(그러나 700만 년 인간의 진화 과정 중 불과 1만 년 전에 생긴 뉴에이지 식단)을 인류 원형의 식단으로 완전히 바꾼다고 해서 하룻밤 만에 몸 안에서 가스가 완전히 사라질 것이라고 기대해서는 안 됩니다. 우리가 산 음식을 먹고 생활 습관을 개선한다고 해도 몸 안에는 여전히 많은 가스가 남아 있습니다. 50년 넘게 자행해온 습관을 바꾼다고 해서 한 번에 몸이 변하리라 기대하는 것은 도둑이나 강도와 다름없습니다.

이와 같이 몸이 재생되는 과정에서 많은 양의 가스가 나오지만 이때의 가스는 우리 몸에 해로운 영향을 주지 않습니다. 음식이 지나치게 부패하고 발효되어 생성되는 가스처럼 불쾌하고 역겨운 냄새가 나지 않습니다. 그것은 술이나 담배나 마약을 끊었을 때 생기는 금단현상과 다르지 않습니다. 오래 걸리지 않습니다. 당신이 진심을 가지고 실천한다면, 날씬한 체형과 아이처럼 투명한 피부, 그리고 10년이나 젊어 보이는 외모와 맑은 영혼을 선물로 받을 것입니다. '실험실 쥐'를 자청해서 확인한 나 자신이 그 증거이며, 이를 실천해서 새 생명을 얻은 주위의 사람들이 그 증거로 부족함이 없습니다.

우리가 살아가는 도시에는 수많은 자동차의 배기가스와 공장

굴뚝에서 뿜어대는 오염물질로 공기가 오염되어 있습니다. 가정에서 사용하는 도시가스도 문제가 많습니다. 일산화탄소이기 때문입니다. 일산화탄소는 냄새가 없습니다. 냄새가 없기 때문에 인간이 알아차릴 수도 없습니다. 시끄러운 사기꾼(공해)은 알아차릴 수 있지만 조용한 고급사기꾼(일산화탄소)은 알아차릴 수도 없습니다. 미국의 경우 가정의 75%가 전기로 요리하는 인덕션을 사용하지만 가스레인지를 사용하는 가구(35%)가 아직도 있는데요. 최근 미국 소비자제품안전위원회CPSC에서 가스레인지 사용금지 또는 제조와 수입을 완전히 금지하는 방안을 검토한다고 전해졌습니다.

우리나라 폐암 여성의 약 87.5%는 비흡연자로 알려져 있습니다. 남성 폐암 환자의 약 70%가 흡연자인 데 반해, 여성들은 담배도 피우지 않는데 폐암에 자주 걸리는 상황이 벌어지고 있다는 말인데요. 일산화탄소는 공기 중에 0.5%만 있어도 5~10분 이내에 사망에 이르게 하는 '독가스'로 분류가 됩니다.

이 모든 비자연적인 환경 또한 몸속 악취의 원인이 됩니다. 인간의 몸은 올바른 음식섭취 이외에도 반드시 신선한 공기와 햇빛과 운동이 필요합니다. 그러나 가장 중요한 것은 지금 당신의 몸속으로 들어가 부패와 악취를 만드는 음식이라는 점을 명심하시기 바랍니다.

월경 시에 피가 나오는 것은
탁한 음식 때문입니다.

제가 운영하는 예방원 카페에는 매일 많은 글이 올라옵니다. 어떤 분은 채소와 과일을 계속 먹었더니 '생리가 멈췄다'라고 걱정하시고, 어떤 분은 '막혔던 생리가 터졌다'고 좋아하십니다. 여성의 월경에는 많은 논란이 있는 것도 사실입니다. 저는 이 문제를 '왜 야생동물은 생리가 없는가?'라는 논제로 풀어보겠습니다. 또한 이 책의 제목인 완전 배출의 관점에서 풀어보겠습니다.

기관지가 나빠서 가래가 끓는 노인들이 있습니다. 그렇다면 가래가 생기는 것이 좋을까요? 안 생기는 것이 좋을까요? 당연히 안 생기는 것이 좋습니다. 노폐물이 안 생기는 몸(시스템)이 먼저입니다. 그러나 일단 생겼다면 밖으로 가래를 뱉는 것이 좋을까요? 아니면 속으로 삼키는 것이 좋을까요? 당연히 좀 시끄럽다고 해도 밖으로 뱉어내는 것이 좋습니다.

6장에서 말씀드리겠지만 우리 몸에는 5L의 혈액이 있고 이보다 3배 많은 15L의 림프액이 있습니다. 이 림프액은 도둑 잡는 경찰이라고 생각하면 쉽습니다. 독소와 노폐물을 잡아서 밖으로 배출하는 역할을 합니다. 그러니까 이 림프액이 몸속 바이러스와 각종 노폐물을 가래의 형식으로 만들어 배출하고 있다는 말입니다. 정리해서 말하자면 노폐물이 발생하지 않는 몸의 시스템이 1위이고, 만들어졌다면 즉시 배출하는 시스템이 2위이고, 가래가 만들어졌는데도 그르륵 그르륵 소리만 내면서 배출하지 못하는 상태가 3위일 것이고, 4위는 사망일 것입니다.

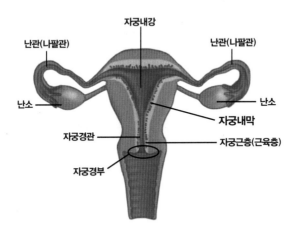

| 그림 3 | **자궁의 위치와 구조**

자 그렇다면 월경에 대해서 생각해봅시다. 임신이란 난자와 정자가 만나 만들어진 수정란이 암컷의 자궁 내벽에 착상한 순간부터 밖으로 나올 때까지 약 10개월의 기간을 말합니다. 그림에서 보는 것처럼 약 1달에 1번 배란일이 되면 난소(알집)에서 난자가 자궁으로 배출됩니다. 난자의 수명은 24시간 정도이며 이 기간에 수정이 안 되면 수정란을 위해 준비되어 있던 자궁내막과 함께 밖으로 배출됩니다. 이것을 우리가 흔히 월경이라 부릅니다.

수정란의 착상을 기다리고 있는 이때 가장 신선한 혈액과 영양분이 만들어집니다. 아기를 위해 최고의 것들이 준비되어지는 것은 당연합니다. 그러나 이 난자도 수정이 안 되면 수명을 마치게 되는데, 난자가 수정되기 원했던 자궁내막(정자를 받아들여 아이를 만드는 신혼의 방)도 할 일이 없어 준비물들(신선한 혈액과 영양분)을 제 자리로 돌려주는 작업을 하게 됩니다.

이때 자궁내막(많은 혈액이 포함된)은 생각에 잠기게 됩니다. 몸속에 다시 들어가 완전히 흡수될 것인가? 몸 밖으로 나가 완전히 배출할 것인가? 핏속에 오염물질과 독소가 많다면 밖으로 배출하는 것이 주인(여성)에게 좋을 것이고, 깨끗한 피라면 다음을 위해서라도 몸에 흡수되는 쪽을 택할 것입니다. 이것이 월경 시에 피가 밖으로 나오는 이유입니다. 몸이 완전 건강체이고 피에 오염이 없다면 밖으로 나오지 않고 흡수된다는 말입니다.

그렇다면 채소·과일식을 1달 넘게 실천했더니 멈추었던 월경혈이 나오기 시작하는 것은 왜 그럴까요? 이것은 앞에서도 말씀드렸듯이, 가래가 끓는데 밖으로 배출하지 못했다가 기관지가 튼튼해져서 밖으로 배출하기 시작하는 현상과 같습니다. 그러니까 자궁 내 동맥 핏줄이 깨끗이 청소되어 혈관이 뚫렸다는 증거이기도 합니다. 육류와 공장 음식으로 막혀 있던 자궁 내 혈관 속 독소들이, 채소·과일식을 시작하자 깨끗해진 혈관을 통해 배출을 시작한 것이므로 축하드릴 일입니다.

그렇다면 왜 생리통이 생기는 것일까요? 그것은 마치 가래가 끓지만 기관지가 약해서 밖으로 배출하지 못하고 안간힘을 쓰는 것과 같습니다. 자궁내막의 피들이 독소가 심해서 재흡수를 하지 못하고 밖으로 배출해야 하는데, 배출구(혈관) 곳곳이 막혀 있어 힘이 든 상태입니다. 살아있는 채소와 과일을 주식으로 하면 막힌 혈관이 뚫려서 막혔던 혈액이 밖으로 쏟아져 나오는 이유입니다. 몇 달을 계속해서 채소·과일식을 하면 월경 시에도 자궁내막의 피들이 몸으로 다시 흡수되기 때문에 피가 밖으로 나올 필요가 없어서 '피가 나오지 않고 임신이 되는' 깨끗한 몸 상태가 된다는 말입니다. 탁한 음식이 탁한 피를 만들고, 탁한 피가 혈관을 막고, 막힌 혈관 때문에 생리통이 심하다는 말씀을 드립니다.

인류학자이자 영양학자인 빅토라스 컬빈스카스Victoras Kulvinskas

는 그녀의 유명한 저서 〈21세기의 생존〉Survival in the 21st Century (국내 미출간)이라는 책에서 월경 때 하혈을 하는 것은 문명병일 뿐이고 평생 하혈을 하지 않아도 임신이 가능하다고 강조합니다. 역사적으로 인류가 아프리카에서 추운 지방으로 이동하면서 비자연적인 식생활, 즉 불에 익혀 생명을 죽인 음식을 먹기 시작하면서 월경 때 하혈이 시작되었다고 주장합니다.

그녀의 책에 의하면 남아메리카 최남단 티에라 델 푸에고Tierra del Fuego지역의 원시 여성들에게는 아주 드문 경우를 제외하곤 하혈이 전혀 없다고 말합니다. 파로, 사모예드, 만테게짜 사람들에게도 월경량이 극히 적거나 거의 없다고 말합니다. 여기에서 '원시 여성'이라는 단어가 핵심입니다. 공장 음식을 거의 먹지 않는 여성이라는 의미입니다.

전 세계 139만 명의 구독자를 가지고 있는 유튜브 채널 (FullyRawKristina)을 운영하면서 770개의 동영상을 보유하고 있는 채소 · 과일식의 리더 크리스티나 까릴로Kristina Carrillo-Bucaram는 이렇게 말합니다.

"생식(채소 · 과일식)을 시작하는 여성에게 약간의 이상 증상이 나타난다고 놀라지 마십시오. 그것이 정상입니다. 어떤 사람들은 생리혈이 확 적어지기도 하고 어떤 사람들은 완전히 멈추기도 하죠.

이것들은 모두 정상입니다. 생리혈이 멈추었다고 전혀 걱정하실 필요가 없습니다. 저도 처음 완전 생식을 시작했을 때 생리혈이 거의 없을 정도로 줄어들었습니다. 만일 여러분이 생리혈의 양이 갑자기 엄청 많아졌다면 그것도 완전히 좋은 일입니다. 이것은 채소·과일식을 맨 처음 시작할 때 누구에게나 나타나는 증상입니다. 왜냐하면 당신의 몸이 스스로 청소를 시작했다는 증거이기 때문입니다. 노폐물과 독소와 화학물질 등 당신의 몸이 원하지 않았던 것들을 대청소하고 있다는 것을 의미합니다."

모든 포유류까지 갈 것도 없이 영장류에 국한해서 생각해보겠습니다. 호모사피엔스와 99.6% 유전자가 같은 야생(동물원에 있는 영장류는 제외하겠습니다)의 침팬지와 고릴라와 오랑우탄은 월경 시 하혈을 하지 않습니다. 여기에서 월경이라는 말은 '난소에서 잠자고 있던 난자가 하나씩 깨어나 나팔관으로 나오는 상태'를 말합니다. 생리라는 단어를 사용하면 많은 사람들이 '피'를 떠올리는데 이것은 잘못된 것이라는 점을 강조합니다. 세상의 모든 야생동물들은 월경(난자가 만들어져 나팔관으로 나와 정자를 기다리는 과정)을 할지언정 하혈을 하지 않습니다. 왜 그럴까요? 그들은 모두 살아있는 것들을 먹고, 독소 가득한 공장 음식을 먹지 않기 때문입니다.

강아지를 데리고 산책을 나가면 수컷의 경우 대부분 암컷의 성기 부근에 코를 대고 킁킁 냄새를 맡습니다. 임신 가능한 상태인 지 냄새로 확인하는 과정입니다. 암컷이 임신 가능한 상태가 아니 라면 수컷은 굳이 애쓸 이유도 없습니다. 만일 야생동물들이 배란 기간에 피를 흘린다면 그것은 아주 위험한 일입니다. 사자와 하이 에나와 같은 천적들에게 자기의 위치를 노출시키기 때문입니다. 초 식동물들이 들판에서 아이를 낳은 후 자신들의 위치를 노출시키지 않기 위해 태반을 곧바로 먹는 이유이기도 합니다. 배란기의 암컷 들은 질 밖으로 '임신이 가능합니다'라는 냄새로 수컷들에게 신호를 줄 뿐입니다. 그들은 피를 흘리지 않고 수천만 년 그렇게 진화해서 살아남은 위대한 동물들입니다.

가열되지 않은 영양소, 즉 채소와 과일에는 바이오플라보노이 드Bioflavonoid라는 물질이 있습니다. 이 물질은 튼튼한 모세혈관을 만드는 데 쓰입니다. 우리가 살아 있는 음식 위주로 먹으면 자궁내 막의 일부인 동맥이 손상되지 않습니다. 자궁내막 속에 계속 살아 있어서 자궁내막의 재흡수를 촉진시킵니다. 그런데 동맥이 손상되 어 막혀 있다면 재흡수의 기능은 방해를 받게 되고 결국 밖으로 배 출됩니다. 동맥이 왜 막힐까요? 그렇습니다. 혈관에 노폐물이 많기 때문입니다.

많은 사람이 오래 단식을 하면 월경 시에 피가 나오지 않는다 고 걱정하시는데요. 그것은 자연의 섭리입니다. 불순물을 먹지 않아 노폐물이 없기 때문에 생리 시에도 독소 가득한 피가 나오지 않는 것입니다. 채소·과일식을 계속해서 생리 하혈이 없어졌는데도 임신하는 경우는 흔합니다. 따라서 주기가 되어도 피가 거의 나오지 않는 상태가 가장 건강한 상태입니다. 기름진 육류와 공장 음식은 피를 탁하게 합니다. 채소·과일식으로 자궁내막을 깨끗하게 해서 '피 없는 월경'을 맞이하시길 바랍니다.

여러분은 또한 완경完經(폐경)을 전혀 걱정하실 필요가 없습니다. 자본주의는 동사를 명사화하는 경향이 있습니다. 무슨 말이냐 하면 머리가 아프다→두통, 배가 아프다→복통, 생리가 멈추었다→완경, 이런 식으로 명사화합니다. 일단 명사화되면 각종 영양제와 약물과 치료법이 동원되고 의료 시스템의 노예화가 시작됩니다. 제약 회사와 병원의 수입은 동사가 명사화될수록 수입이 늘어납니다.

신(자연)이 위대하다면 여성을 더 미워했을 이유가 하나도 없습니다. 저는 지금 갱년기에 대해 말하고 있습니다. 자식들이 모두 자라, 여성으로서 삶의 주체가 되는 선물이 여성의 갱년기입니다. 공포가 아니라 선물이라는 말입니다. 상업자본주의의 위협 마케팅에서 탈출하십시오. 그들이 원하는 영양제와 인공 호르몬제에서 벗어나서, 채소와 과일과 무첨가 주스로 어머니가 아닌 여성으로서의 충만한 삶을 시작할 행운을 놓치지 않으시길 바랍니다.

고지혈증에 당뇨였던 제가
피검사 결과 모두 정상으로 나왔고
몸무게 40kg대를 유지하고 있습니다

(강다회, 전북 익산, 43세 여성)

애를 낳을 때마다 10kg씩 불어나 한때 80kg까지 찍었고 고지혈증에 당뇨까지 왔던 1인입니다. 저는 방향성을 잃었고 우울증도 살짝 왔고 폭식증에 거식증에 운동 강박까지 생겼습니다. 52kg까지 줄였지만 건강이 악화되고 체중감량에 대한 강박과 스트레스로 매일 힘들었습니다. 그러던 중 우연히 조승우 원장님의 동영상을 접했고 책을 읽으면서 '이것이 내 살길'이라는 사실을 깨달았습니다.

그때부터 채소·과일식에 돌입했고 현재 43~46kg 사이를 유지 중입니다. 솔직히 100% 채소·과일식을 지키진 못했지만 8대2 정도 실천한 듯합니다. 살이 빠지고 몸이 좋아지자 의사 선생님 왈,

여기서 살까지 안 뺐으면 쓰러졌을 거라며 유전이라고 하더군요. 유전이라니…. 내가 그런 의사에게 상담을 받았다는 사실이 부끄럽기까지 했습니다.

2년 전엔 채소·과일식 자체도 몰랐습니다. 철저히 단백질 신화에 세뇌당해 하루 먹어야 하는 양 만큼의 단백질을 먹지 않으면 불안했습니다. 그래도 샐러드는 좋아했지만 샐러드에 닭가슴살·소고기·돼지고기·생선·달걀·치즈 등 좋다는 오일까지 넣어 매일매일 챙겨 먹었습니다. 그것이 건강한 먹거리라 믿었거든요. 믿었던 건강식품에 돈을 쓴 것이 지금은 너무 아깝습니다. 지금 생각해보면 제가 너무 무지했습니다. 단백질 생활(?)을 시작하면서 콜레스테롤과 당뇨 수치는 더 올라갔었으니까요.

지금은 채소·과일식과 자연식물식에 대해 눈을 떴고 지금까지 열심히 공부하며 8개월째 실천하고 있습니다. 채소·과일식을 시작하면서 나를 믿고 고지혈증약을 과감하게 끊었습니다. 얼마 전 피검사 결과 모두 정상으로 나왔습니다. 어찌 된 일일까요?

의사는 아직도 제가 약을 먹고 있다고 믿었습니다. 잘 유지되고 있으니 약을 계속 잘 먹으라고 하더군요. 현재 저는 폭식증·체중 강박·운동 강박 등에서 완전히 벗어났습니다. 채소와 과일을 배불리 먹으면서도 40kg대 체중을 계속 유지 중입니다. 기립성 어지럼증과 불면증이 치유됐고 만성비염이 사라졌습니다. 채소·과일식을 실천한 이후 감기 한 번 걸리지 않았다면 믿으시겠는지요?

　　채소·과일식 알게 된 것이 저에겐 삶의 전환점이 되었습니다. 인간은 아픈 것이 비정상이고 건강한 것이 정상이라고 합니다. 채소·과일식은 정상(기본값)으로 돌아가는 치료식입니다. 이제 다이어트는 끝나고 평생 배불리 먹고 날씬하게 살렵니다.

- 네이버 예방원 카페, 완전 배출 사례 중에서

5장

자동차 배터리처럼
인간의 수명도 늘릴 수 있습니다

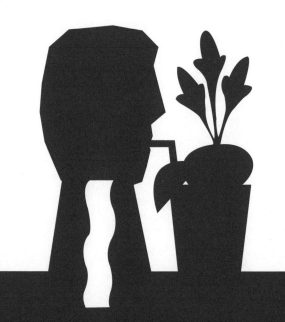

¤¤¤

자동차 배터리는 수명이 보통 5년이고 인간은 80년입니다.

배터리의 충전된 전기도 다 쓰면 교체해야 하고

몸속의 효소를 모두 사용하면 죽습니다.

배터리를 중간중간에 전기를 충전해주면 10년 넘게 사용할 수 있는데

몸을 중천해주는 전기가 바로 효소입니다.

제가 살아있는 과일과 채소를 먹어야 한다고 주장하는 이유입니다.

인간에게 효소는
자동차의 배터리와 같습니다

'효소'라는 말을 많이 들어보았을 것입니다. 효소酵素, Enzyme란 영어로 엔자임이라 불리는데 바로 이것은 에너지란 말과 같습니다. 동양에서는 이것을 유기물질, 무기물질 등 단어에 사용되는 기機라고 볼 수 있습니다. 여기 이 보이지 않는 물질을 우리는 '생명'이라고도 부르고 '에너지'라고도 부르고 '기'라고도 부릅니다. 이 사람은 기가 세다고도 하고, 저 사람은 에너지가 넘친다고도 하고, 그 사람은 생명력이 넘친다고 할 때 사용합니다. 효소는 우리 몸에서 소화 및 신진대사에 반드시 필요한 촉매입니다.

쉽게 말해서 자동차의 배터리와 같다고 생각해도 좋습니다. 우리 인간이 80여 년까지 사는 데 반해서 자동차 배터리는 수명이 보통 5년입니다. 인간은 몸속의 효소를 모두 사용하면 죽습니다. 배터리의 충전된 전기도 다 쓰면 교체해야 합니다.

그런데 이 배터리를 완전히 소모하지 않고 중간중간에 충전해주면 10년 넘게 사용할 수도 있습니다. 배터리를 충전해주는 물질이 전기라면 몸을 충전해주는 물질이 효소, 즉 엔자임이라고 할 수 있습니다. 제가 비만과 질병 없이 장수하려면 효소가 살아있는 과일과 채소를 먹어야 한다고 주장하는 이유입니다. 5년 수명의 배터리를 10년 넘게 사용할 수 있다고 주장하는 이유입니다.

자연에는 무기물無機物이 있고 유기물有機物이 있습니다. 흙이나 돌 같은 것이 무기물이고 동물이나 식물 등 생명이 있는 물질이 유기물입니다. 채소와 과일나무는 생명이 없는 흙이나 돌(무기물)에 뿌리를 내리고 빛에너지를 흡수하는 광합성 작용을 통해 유기물을 생산해 냅니다. 우리가 보통 물이라고 부르는 것은 수돗물, 우물물, 빗물 등이 있습니다. 이와 같은 무기적인 물 뿐만 아니라 유기적인

■ 무기물이 유기물로 되는 과정

무기물(흙, 돌, 물, 나무껍질 등)
→ → → 식물의 광합성 작용(무기물+빛에너지)
→ → → 유기물(과일, 채소 등)

물도 있다는 사실을 아는 사람은 그리 많지 않습니다.

인간과 유전자가 99.6% 동일한 침팬지는 특별한 일이 없는 한 물을 거의 마시지 않습니다. 왜 그럴까요? 그들의 주식(과일과 여린 나뭇잎 등)에 유기적인 수분이 가득하기 때문입니다. 신(자연)은 비나 냇물의 무기적인 물을 살아있는 유기적인 물이라는 생명을 가진 원자로 바꾸기 위해 식물을 사용하였습니다. 그렇다고 해서 우리 인간이 무기물을 절대 먹지 말아야 한다는 말은 아닙니다. 모든 동물은 각종 무기물(물·소금 등)을 체내효소와 합성해서 유기물화 하는 능력이 있습니다. 인간이 불로 익힌 쌀이나 육류를 먹고도 죽지 않는 이유입니다. 고산지대의 원숭이나 염소들이 몸에 부족한 나트륨을 섭취하기 위해 바위를 핥는 이유입니다. 원숭이나 염소들이 채소와 과일이 풍부한 지역에 산다면 굳이 바위를 핥을 이유도 없다는 것이 저의 주장입니다.

침팬지는 과일과 나뭇잎을 주식으로 합니다. 인간과 유전자가 유사한 영장류들은 거의 모두 과일과 채소를 주식으로 합니다. 〈총, 균, 쇠〉로 유명한 인류학자 재레드 다이아몬드는 그의 저서 〈섹스의 진화〉Why Is Sex Fun?에서 유전자의 차이를 다음과 같이 묘사했습니다.

"침팬지와 보노보 다음은 고릴라(사람과 DNA 차이는 2.3%)와 서

남아시아 지방의 오랑우탄(사람과의 DNA 차이는 3.6%)이다. 우리의 조상들은 고작 700만 년 전에 침팬지 및 보노보의 조상들과 갈라져서 진화되었으며 고릴라의 조상과는 900만 년 전에, 오랑우탄의 조상과는 1400만 년 전에 갈라진 것으로 추정된다."

(재레드 다이아몬드 저, 임지원 역, 섹스의 진화-사이언스북스, 2005년, 33쪽)

그러니까 우리 호모사피엔스는 오랑우탄→고릴라→침팬지와 보노보→호모사피엔스, 이런 순서로 진화했는데 이 모든 영장류의 치아는 과일과 채소를 주식으로 하는 동물의 치아로 밝혀졌다는 말입니다. 또 다른 인류학자이자 의사인 로버트 브리폴트**R. Briffault**는 그의 유명한 저서 〈인류의 어머니〉**The Mother**(국내 미출간)에서 '원시 인류는 유인원들과 마찬가지로 과일을 주로 먹은 것이 분명하다'라고 확실하게 못 박고 있습니다. 우리 인류는 1만 년 전 농경 생활을 시작하면서 곡물과 육류를 본격적으로 먹기 시작했습니다. 700만 년이라는 세월을 감안하면 1만 년은 최근의 일입니다. 우리 몸속에 내재된 유전자가 변화하기에 너무도 짧은 시간입니다. 우리 영장류는 모두 광합성을 통해 정제된 유기적인 수분을 먹으면서 진화했습니다. 대부분 수돗물은 그 구성 원자가 생명 원소가 전혀 없는 광물성 원소이므로 무기적인 물이며, 또한 거의 대부분의 수돗물은 염소라는 화학물질로 오염되어 있으므로, 우리 몸에 최적화된 수분으로 추천하기 힘듭니다. 또한 냇물이나 우물물도 빗물과 마찬가지로 모두 무기적 수분입니다. 물론 모든 동물은 무기적인 수분을 몸속 소화효소와 대사효소를 통해 유기물로 바꾸는 능력을 가지고 있습니다. 그래서 모든 동물들이 냇물과 우물물을 먹고도 아무 탈 없이 살아갈 수 있는 것입니다. 그러나 살아 있는 유기적 수분을 얻을 수 있는 유일한 방법은 '식물을 통해서'라는 사실만은 분명히 밝혀드립니다.

무첨가 주스가
수명을 늘려줍니다

살아있는 과일과 채소를 통해서 형성되는 물(수분)이 진짜 물이라는 말입니다. 당신은 또다시 질문할 것입니다. '과일과 채소를 먹으면 되지 왜 주스나 즙을 강조하시나요?' 제 대답은 이것입니다. 과일과 채소만 평생 먹고 살 수 있는 인간은 거의 없습니다. 인간은 침팬지와 같이 무리 지어 사는 동물입니다. 밀림의 수사자처럼 혼자 살 수 없는 동물이라는 말입니다.

무리 지어 살면서 잔치도 벌이고 축제도 하면서 입에서 설설 녹는 음식을 즐기게 되었고, 어쩔 수 없이 비만과 질병에 걸리게 되어있는데, 이를 가장 빨리 효과적으로 치료할 수 있는 것이 '무첨가 주스'이기 때문입니다. 가장 빨리 몸을 치료하기 때문에 산 음식이 어떻게 몸을 살리는지 알아차리게 하는 즉효 약이라는 말입니다. 앞에서 언급한 자연 치유 센터 빌햐벤나 병원에서 아침마다 당근 주스를 주는 이유입니다.

계속해서 강조하지만 채소와 과일이 살아있는 유기적 성질을 가지기 위해서는 가열하지 않은 날것이라야 합니다. 모든 효소는 섭씨 54도 정도에서 죽기 시작해서 70도 정도에 생명을 마칩니다. 가열하기만 하면 모든 효소는 죽어버린다는 말입니다. 죽은 원자는 무기적인 것으로 변합니다. 마치 우리 몸이 뜨거운 목욕탕에서 축 늘어져 있는 현상과 같습니다. 식물뿐만이 아니라 50도가 넘는 뜨거운 사막에 사는 동물도 살기 위해 시원한 모래 속에 몸을 숨깁니다.

우리가 마실 수 있는 즙이나 주스로 만드는 까닭은 채소나 과일에 포함되어 있는 살아있는 원소를 될 수 있는 한 빨리 우리 몸에 동화시키려는 의도입니다. 과일과 채소 또한 살아있는 상태로 먹더라도 소화기관에 어느 정도 부담을 주기 때문입니다. 과일과 채소의 섬유질은 비록 그것이 긍정적인 효과(쓰레기 배출)가 있다고 할지라도 30분 정도의 시간이 필요합니다. 반면에 무첨가 주스는 5분이면 몸속에서 소화를 완성합니다. 식탁에 앉아 주스를 마시면서 인간적인 관계도 완성합니다. 제가 각종 무첨가 주스를 추천하는 이유입니다.

그런데 불에 익혀 죽은 음식을 계속 먹고 있는데도 당신이 죽지 않고 살아있는 이유는 무엇일까요? 신(자연)이 우리 몸속에 자체적으로 생성되는 효소를 만들어주었기 때문입니다. 이것을 체내효소라고 부르는데 무려 2만여 개로 알려져 있습니다. 그 2만여 개 중에 대표적인 것을 체내효소 3총사로 부릅니다. 침샘에서 분비되는 탄수화물 분해효소인 아밀라아제, 단백질 분해효소인 프로테아제, 지방 분해효소 리파아제 등이 바로 그들입니다. 몸 안의 체내효소는 소화효소 20%, 대사효소 80%로 구성되어 있습니다.

만일 당신이 오늘도 내일도 끊임없이 죽은 음식이나 공장 음식으로 과식한다면 어떻게 될까요? 이 체내효소를 분비하는 장기들은 결국 지쳐 쓰러지게 됩니다. 이것은 마치 인슐린을 만들어내는 췌장이, 하루 필요 분량의 인슐린을 초과해서 매일 생산하다가 지쳐 '인슐린 저항성'에 직면하는 이유와 하나도 다르지 않습니다.

자동차를 세워 놓고 전조등과 실내등을 계속 켜놓으면 방전이 됩니다. 5년 사용할 배터리가 3년도 되지 않아서 교체하게 됩니다. 죽은 음식만 먹는 데다가 과식에 폭식에 공장 음식을 주구장창 먹으면 나이 50세도 되기 전에 조기 사망하는 이유입니다. 이것이 제가 계속해서 체외효소가 가득한 살아있는 음식(채소와 과일과 무첨가 주스)을 강조하는 이유입니다

■ 효소의 종류

체내효소   소화효소(20%)   탄수화물 분해효소 아밀라아제
단백질 분해효소인 프로테아제
지방 분해효소 리파아제 등 24개

대사효소(80%)   2만여 개

몸 안에서 자체 형성되고 하루 생산량이 정해져 있음

체외효소   소화효소와 대사효소가 모두 포함되어 있으며
섭씨 54도에서 죽기 시작해서 섭씨 70도에서 모두 사망
살아있는 과일과 채소를 통해 무한정 공급

효소 부족이 질병을 일으키며
인간의 수명도 효소에 달려있습니다

세계적인 효소 영양학자인 미국의 에드워드 하웰Edward Howell 박사(1896~1986)는 무려 50년간 연구한 결과를 〈효소영양학〉Enzyme Nutrition(국내 미출간)이라는 책으로 출간한 바 있습니다. 그는 이 책에서 중요한 화두를 던졌습니다. '질병은 왜 발생하는가?' 그리고 이에 대한 해답도 제시했습니다. 하웰 박사에 의하면(내 의견과 전적으로 같습니다) '효소 부족이 질병을 일으키며, 모든 질병은 효소의 부족이 원인'이라고 결론 내렸습니다. 특히 그는 '인간의 수명은 체내효소의 양에 좌우된다'라는 유명한 말도 남겼습니다.

인간의 몸은 50~100조 개의 세포로 구성되어 있습니다. 이들 세포 1개는 1분 동안 100만 번의 화학반응을 일으킵니다. 2016년

이스라엘 와이즈만 연구소 Weizmann Institute of Science의 연구진들은 우리가 살아 숨 쉬는 동안 인체의 세포들은 끊임없이 세대교체를 한다며 하루에 무려 3,300억 개의 세포가 죽고 그만큼의 새로운 세포가 만들어진다고 발표했습니다. 작은 세포는 수명이 짧은 반면 큰 세포는 수명이 10년이 넘는데요. 전체 세포가 교체되는 회전주기는 평균 80일이었습니다.

그러니까 우리의 몸은 고정된 것이 아니라 끊임없이 변화하는 운동체라는 말입니다. 어떤 생각을 하느냐, 어떤 음식을 먹느냐에 따라 몸도 얼굴도 변한다는 말입니다. 과일을 먹으면 과일처럼 예쁜 얼굴이 되고 쓰레기 음식을 먹으면 쓰레기처럼 얼굴이 찌그러진다는 말입니다. 당신이 지금 '나는 건강합니다'라고 말한다면 몸에서는 이 화학반응이 순조롭게 일어나고 있다는 뜻입니다. 이 화학반응을 일으키는 촉매가 바로 체내효소입니다. 따라서 체내효소가 충분한 사람은 그렇지 못한 사람보다 건강할 수밖에 없습니다. 그러나 체내효소가 부족한 사람(노인·환자 등)이라 하더라도 체외효소(채소·과일·무첨가 주스)를 항상 몸속에 넣으면 몸이 찌뿌둥할 수가 없습니다. 계속 강조하지만 과일과 채소는 자신의 종족 보존을 위해 영장류로 하여금 체내효소 없이도 소화되도록 각종 효소를 듬뿍 넣었기 때문입니다.

그렇게 많은 효소는 저마다 하는 일이 정해져 있습니다. 이를

'기질 특이성'이라고 하는데요. 효소 하나당 1가지 기질밖에 접촉하지 못한다는 뜻입니다. 가령 아밀라아제 효소는 당분만 분해할 수 있고 단백질이나 지방은 소화시키지 못합니다. 이처럼 효소는 단순하지만 그 종류와 숫자가 2만 개가 넘으므로 못하는 일이 없다고 보면 됩니다. 체내(침샘, 위, 췌장, 소장 등)에서 분비되는 소화효소는 우리가 음식을 먹을 때마다 침, 위액, 췌장액, 장액 등에 섞여 나옵니다.

소화효소가 임무를 완수한 뒤에는 대사효소가 본인의 일을 시작합니다. 대사효소는 소장에서 흡수된 영양분을 온몸에 보내는 일부터 혈관 청소 및 해독 등 많은 일을 하게 됩니다. 우리가 육류 및 공장 음식 등 소화하기 어려운 음식을 먹으면 다량의 대사효소가 소화효소로 변합니다. 소화효소가 사용된 만큼 대사효소는 부족할 수밖에 없습니다. 대사효소가 부족하면 일(혈관 청소 및 해독 등)을 못하기 때문에 몸이 무겁고 찌뿌둥한 것입니다.

체내효소라는 말은 말 그대로 인체에서 만들어지는 효소를 뜻하며, 평생 생산되는 양이 정해져 있습니다. 또한 하루의 생산량까지 정해져 있습니다. '하루에 만들어지는 일정량'을 우리 몸은 소화와 대사에 나눠 쓰고 있다는 사실을 주목하시기 바랍니다. 당신이 아침부터 저녁까지 죽은 음식을 위장에 퍼부었다면, 당신은 1주일 분량의 소화효소를 하루에 사용한 셈이고 그만큼 당신의 수명은 짧아질 수밖에 없습니다.

저는 지금 장수에 대해 말하고 있습니다. 불필요한 곳에 효소가 낭비되지 않도록 잘 유지하십시오. 과식하는 사람 중에 장수하는 사람은 없습니다. 과도한 체내효소의 낭비 때문입니다. 세계 장수촌의 100세 노인들은 대부분 소식주의자인데, 체내효소를 과도하게 사용하지 않기 때문입니다. 우리나라 100세 노인들에게 건강법이 무엇이냐고 물으면 '배가 부르기 직전에 숟가락을 놓는다'라고 이구동성으로 말하는 이유입니다. 중국의 고서에서도 '복팔분腹八分이면 의사가 필요없다'고 말했습니다. 배속을 80%만 채우면 비만도 질병도 노화도 없다는 뜻입니다. 그렇다면 효소가 낭비되는 가장 대표적인 음식은 무엇일까요?

무엇을 먹으면 속이 더부룩한가 생각해보면 그것이 정답입니다. 어려울 것이 하나도 없습니다. 영양학이나 의학책을 읽으면서 힘들게 분석할 필요도 없습니다. 공장에서 만들어지는 음식과 각종 육류를 먹으면 이 물질들을 분해하고 소화시키기 위해서 방대한 양의 소화효소를 소비해야 합니다. 소화효소를 낭비하지 않는 것만으로도 당신은 건강을 유지할 수 있습니다.

과일과 채소는 효소 덩어리라고 불러도 무방합니다. 당신은 과일과 채소를 먹고 속이 더부룩해진 경험이 있습니까? 과일과 채소는 30분 만에 소화됩니다. 무첨가 주스는 불과 5분 만에 소화됩니다. 과일에 특별한 알레르기가 있는 경우를 제외하고, 당신은 과일과 채소를 먹고 10km를 걸을 수도 있고 가벼운 운동도 할 수 있습니다. 5kg짜리 수박 한 덩이를 먹고도 운동할 수 있습니다. 이미 소화가 완성되었기 때문입니다.

효소는 음식물을 소화시키는 일뿐만 아니라 그 소화된 물질이 몸속에 흡수하도록 도와주는 역할까지 합니다. 그런데 효소가 이와 같은 작용을 하기 위해서는 반드시 유기물질(생명이 살아있는)과 함께여야 합니다. 시중에서 판매되는 무슨 무슨 효소(분말과 알약으로 된)는 생명이 없습니다. 없어도 전혀 없는 0%라는 말입니다.

열로 가열해서 죽어 있는 분말을 효소라고 판매하는 것은 일종의 사기라고 저는 주장합니다. 이 효소라는 유기물질은 전기적 성질을 가지고 있어서 생명과 생명을 이어주는 분자와 원자로 구성되어 있습니다. 그래서 저는 이 효소를 '우주에너지'라고 강조하는 것입니다.

식물의 씨앗 속에도 당연히 효소가 살아있습니다. 씨앗 속의 효소는 마치 잠을 자는 것처럼 머물러 있으므로 죽은 것이 아닙니다. 모든 조건이 허락되기만 하면 수천수만 년 동안 죽지 않고 살아 있을 수 있습니다. 실제로 지구상의 가장 추운 지역인 시베리아나 북극지방에서 약 5만 년 전부터 땅에 묻혀있던 씨앗이 원형 그대로 살아있는 것을 보기도 합니다. 그리고 그 씨앗을 일정한 조건(온도와 햇빛)에 놓아두면 씨앗이 자라나는 놀라운 사건도 우리는 경험합니다.

그러나 조리한 콩에서는 새싹이 트지 않습니다. 익히거나 통조림통에 넣은 음식은 방부제를 넣어 죽인 음식입니다. 효소는 다 파괴됩니다. 또한 까맣게 불에 그을린 음식이야말로 죽인 음식, 즉 화장火葬한 음식이 되는 것입니다. 탄 고기는 암에 걸리니까 절대 먹지 말라고 하면서, 까맣게 태운 다음 물을 내려 마시는 커피는 아무 생각 없이 마시는 우리는 어리석은 인간입니다.

효소는 살아있는 물질에만 있는 것이 아닙니다. 인간의 평온하고 즐거운 마음도 일종의 효소입니다. 당신이 화를 낸다든지 걱정에 휩싸인다든지 욕구불만 상태에 있게 되면 당신의 배터리(효소)는 방전됩니다. 아무리 몸에 필요한 효소를 매일 먹는다고 할지라도 '분노'로 인해 엄청난 에너지가 방전되어 수명을 단축시킨다는 말입니다. 말을 지나치게 많이 해도 배터리는 방전됩니다. 사람들이 모인 자리에서 말을 많이 하고 나면 마음이 헛헛해집니다. 그래서 옛날의 성현들이 '입은 닫고 귀는 열어 두라'라고 한 것입니다.

강조하지만 식물은 태양에너지를 흡수하고, 토양의 각종 무기원소들을 흡수하여 유기물질로 변화시킵니다. 공기 중의 탄소를 흡수하여 산소로 변형시킵니다. 우리는 그것을 광합성 작용이라 부릅니다. 그래서 수많은 야생동물(사슴과 소와 양과 원숭이와 호모 사피엔스 등)을 먹여 살립니다. 그중에서도 산소가 가장 중요한 원소입니다. 그런데 음식물을 일단 가열하면 산소도 사라지고 효소도 사라집니다. 죽은 생명이 된다는 말입니다. 죽은 것을 먹고 어찌 100세 넘게 팔팔하게 살기를 바라겠습니까?

아들이 초콜릿이 너무 달아서
먹기 힘들다는 말까지 합니다

(이복만, 서울, 46세 여성)

채소·과일식+밀가루 배제 68일 차입니다. 이제 어느 정도 습관이 된 것 같습니다. 저는 단식과 폭식과 요요로 인해 정신적인 피로감이 너무 심해서 우울증이 있었습니다. 유튜브를 헤매던 중 조승우 원장님의 동영상을 보게 되었습니다. 66일이 지난 지금 저뿐만 아니라 가족 모두 채소·과일식을 열심히 하고 있습니다. 제가 일을 한다는 핑계로 각종 인스턴트와 배달 음식을 아들에게 먹였는데요. 아침마다 배앓이와 여드름과 짜증으로 고생시켰고, 저 또한 단식과 폭식과 요요를 반복해오면서 이러다간 죽겠구나 싶어 새로운 활로를 찾게 되었습니다.

저는 화가 많고 부정적인 사람이었는데요. 채소·과일식을 하면서 마음의 평안을 얻게 되었습니다. 이외에도 여러 좋은 변화들이 있었습니다. 먼저 몸무게가 5kg 줄었습니다. 54.5kg에서 49.5kg으로 감량되었습니다. 코로나 때는 58kg까지 갔었으니 10kg이 빠진 셈입니다. 또 피부가 좋아지고 기미가 옅어졌으며 머리카락이 거의 빠지지 않습니다. 사무실에 하루 종일 앉아 있으면 종아리가 많이 부어서 힘들었는데 붓기가 많이 사라졌습니다. 독소가 배출된 탓인지 화장실도 잘 가고 신기하게 짜증과 화가 많이 누그러졌습니다. 저에게는 너무 큰 변화입들니다. 마음의 독소가 빠져나간 기분이 듭니다.

아들(15세)의 경우 먼저 우유를 무항생제로 바꾸었다가 아예 끊어버렸습니다. 키 성장 분유는 아예 쓰레기통에 버렸습니다. 또한, 아침마다 복통을 호소했고 여드름과 비염이 엄청 심했는데 증상이 모두 사라졌습니다. 라면·치킨·피자·햄버거·과자·초콜릿·아이스크림은 모두 완전히 끊지는 못했습니다. 그러나 10번을 1~2번으로 줄였는데 아들이 잘 따라와 주었습니다. 이제는 초콜릿이 너무 달아서 먹기 힘들다는 말까지 합니다.

남편(50세)은 아직 교화(?)가 덜 된 상태입니다. 남편은 밤늦게까지 각종 음식을 마다치 않는 대식가입니다. 그래도 아침에 레몬수를 만들거나 과일을 갈아주니 조금씩 변하는 중입니다. 양심은 있는지 영양제나 하나 먹지, 고기를 먹어야 힘을 쓰지, 우유를 먹어야 키가 크지… 등 잔소리가 많이 줄었습니다. 제가 변하고 아들이 변하면 남편도 완전히 교화될 수 있으리라 믿습니다.

저는 아침마다 운동을 하면서 늘 조승우 원장님의 동영상을 반복해서 들으며 계속 채소·과일식을 알아가고 배우고 있습니다. 늘 퇴근하면서 급하게 밀키트를 대충 끓여 먹고 과자와 빵으로 끼니를 때웠었는데 두 달 전과는 너무 달리 요즘은 식재료를 알아가고 준비하는 것이 재미있고 식재료 본연의 맛을 느껴가는 것이 신기하기까지 합니다. 살 찔까봐 과자는 먹으면서 과일은 안 먹었고, 단백질셰이크와 간식은 엄청 먹으면서 채소과일은 비싸다고 안 먹었던 제가 이제는 변하고 있습니다.

- 네이버 예방원 카페, 완전 배출 사례 중에서

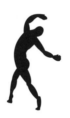

6장

빨리빨리 음식이
빨리빨리 변비를 만듭니다

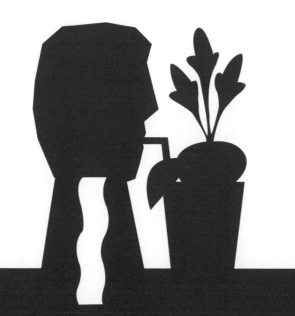

¤¤¤

우리 인간의 몸은 모두 혈관으로 연결됩니다.

한 나라의 모든 도로가 끈적끈적한 진흙탕으로 이루어져 있다면?

진흙탕에서 빠져나오지 못하는 차량들이 아우성친다면?

그 나라의 모든 기능은 마비될 것입니다.

우리 몸도 이와 다를 것이 하나도 없습니다.

아침을 안 먹는 것이
변비 해결의 시작입니다

저는 '하루에 2끼만 먹어도 충분하다'라는 말씀을 자신 있게 말씀드립니다. 건강에 관심이 있으신 분들이라면 정말 혼란스러운 부분이 바로 아침 식사입니다. 세상의 어떤 야생동물도 아침 점심 저녁 3끼를 나누어서 먹지 않습니다. 지구상의 모든 야생동물은 배가 고프면 먹고 배가 부르면 먹는 행위를 멈춥니다. 사자도 배가 부르면 토끼를 애완동물처럼 가지고 놀 뿐 잡아먹지 않습니다.

그런데 어느 순간부터 TV를 켜면 의사들이 나와 '아침을 꼭 먹어야 한다'라고 소리 높여 외칩니다. 이때 채널을 돌리면 바로 옆 홈쇼핑에서 숨어 있던 '우유와 시리얼 광고'가 불쑥 튀어나옵니다. 이렇게 합동으로 몰아치는데 어리석은 우리 인간은 당하지 않을 도리가 없습니다. 헬렌 니어링은 〈소박한 밥상〉에서 또다시 다음과 같이 말합니다.

"우리는 1주일에 하루는(보통 일요일)에 금식한다. 그날은 음식을 만들지 않는다. 나는 1년 내내 아침 식사는 조리하지 않는다. 봄이 면 우리는 위장 청소도 할 겸 해서 열흘쯤 사과만 먹는다. 사과를 원하는 만큼, 또 소화할 수 있을 만큼 먹는다. 그렇게 하면 금식할 때처럼 에너지가 고갈되지 않아서 좋다. 누구라도 해볼 수 있는 1 가지 음식만 먹는 다이어트인 셈이다. (중략) 육체는 수면 시간을 이용해 전날 먹은 음식을 소화시키므로, 다음날 아침에 다시 음식 을 가득 채우지 않아도 된다. 밤 동안 에너지를 거의 쓰지 않으므 로, 몸이 필요로 하는 에너지는 거의 없다. 인체 기관 특히 위의 경 우 아침 식사를 하지 않으면 약 16시간 동안(오후 8시에 먹는 저녁 에서 다음날 정오의 점심까지) 휴식하게 된다."

(헬렌 니어링 저, 공경희 역, 소박한 밥상-디자인 하우스, 2001년 31쪽)

또한 저는 '빨리빨리 음식이 빨리빨리 변비를 만든다'라고 강 조하는데요. 가장 대표적인 것이 5분 만에 허겁지겁 먹어치우는 '아침 시리얼'입니다. 엄마와 아이를 출연시켜서 '내 사랑스러운 아이를 위해서 엄마가 해줄 수 있는 최고의 선물'이라면서 시리얼을 우유에 말아 먹는 광고가 계속됩니다. 시리얼이 설탕 덩어리라는 사실이 밝혀졌고 튀긴 음식이어서 아이 건강에 해롭다는 사실도 밝혀졌는데도 여전합니다. 궁여지책으로 식품 회사는 '설탕 1/3'과 '튀기지 않은 오트밀' 등을 경쟁적으로 내놓습니다.

앞에서 말씀드린 대로 새벽 4시-낮 12시까지는 우리 몸의 배출 주기입니다. 몸속의 노폐물과 음식 찌꺼기를 밖으로 배출하는 시간입니다. 그래서 아침에 일어나면 눈곱이 끼고 소변이 마렵고 대변이 마려운 것입니다. 이 시간에 음식이 들어오면 어떻게 될까요? 강 하류로 쓰레기가 내려가는데 상류에서 다시 쓰레기를 쏟으면 어떻게 될까요? 정답은 '막힘 현상', 즉 변비입니다.

요즘에는 어쩔 수 없이 2교대 3교대로 밤늦게 일하시는 분들이 많습니다. 불가피하게 밤에 무엇을 먹더라도 최소한 아침에는 공복을 유지하는 것이 좋습니다. 가능하면 몸의 청소 작용을 돕는 채소와 과일이나 무첨가 주스를 먹는 것이 좋습니다. 아침에 살아 있는 음식이 들어오면 우리 몸은 알아서 소화에너지를 배출에너지로 전환시킵니다. 채소와 과일은 30분 만에 완전히 소화됩니다. 무첨가 주스는 5분 만에 소화를 완성합니다. 이때 여분의 에너지가 배설 작용을 돕는다는 사실을 저는 강조합니다.

어느 날 TV에 덩치가 산처럼 큰 야구선수가 나왔습니다. 그에게 결혼해서 가장 좋은 것이 무엇이냐고 물으니 '아침마다 아내가 구첩반상을 해주는 것'이라고 거침없이 대답했습니다. 저는 이 방송을 보고 생각에 잠겼습니다. 남편의 '구첩반상'을 위해 새벽부터 일어나 상을 차려야 하는 야구선수 아내의 수고로움에 안타까웠고, 아침에 저럴진대 저녁을 얼마나 화려할까 걱정되었고, 은퇴 후에 끝도 없이 불어나게 될 그 야구선수의 푸짐한 몸무게도 예상되었습니다.

'아침을 든든하게 먹어야 힘을 쓴다'라는 것은, 아침을 든든하게(그러나 간단하게) 먹여서 돈을 버는 식품 회사들의 논리입니다. 밤에 꽤 많은 것을 먹은 당신이 '나는 왜 아침에 밥맛이 없지?'라고 생각하는 것은 아주 자연스러운 반응입니다. 만일 당신이 아침 식사에 대한 강박관념을 버리고, 누군가 주방에서 아침 일찍 음식 냄새를 풍기지만 않는다면, 아침을 먹지 않아도 전혀 배고프지 않으리라 장담합니다.

심한 육체노동을 하는 사람이 아니라면 아침을 비워두는 것이 좋고 물 한 잔 또는 무첨가 주스 1잔으로도 충분합니다. 저는 무첨가 주스를 적극 추천합니다. 밤늦게까지 혹사한 당신의 내장을 청소해주는 인체 청소부이기 때문입니다. 하비 다이아몬드는 〈다이어트 불변의 법칙〉에서 다음과 같이 말합니다.

"우리 몸은 100조 개의 세포로 이루어져 있다. 첫째, 매일 신진대사라는 정상적인 과정을 통해서 3,000억 개 이상의 죽은 세포를 만들어낸다. 둘째, 효율적으로 이용되지 않은 찌꺼기(불을 사용해서 산 음식을 죽은 음식으로 변형시킨 결과물)를 통해 독성 노폐물을 만들어낸다. 이것이 독혈증이 생기는 과정이다. 이 독성 노폐물이 제거되는 것보다 생성되는 것이 더 많으면 어떻게 될까. 그 초과분은 당연히 쌓이고 쌓인다. 나는 아주 상식적으로 말하는 것이다. 바로 그것이 비만으로 이어진다. 거기서 끝나는 것이 아니다. 이 독소는 산성이다. 이 산성 노폐물이 피를 타고 뇌와 심장으로 들어가면 우리는 사망이다. 그래서 현명한 우리의 몸은 그것을 가장 안전한 곳(배와 허벅지 등)에 저장해둔다. 몸에 산성이 쌓이면 몸은 그것을 중화시키기 위해 수분을 흡수하게 되고 그러면 체중은 더 많이 늘어나게 된다. 물만 먹어도 살이 찐다는 말은 그래서 나온 말이다. 몸이 산성화되면 물을 자꾸 찾게 되고 이 수분을 통해 몸이 불어나는 것이다."

(하비 다이아몬드 저, 강신원 역, 다이어트 불변의 법칙-사이먼북스, 2021년, 48쪽)

저도 제 몸을 '실험실 쥐' 삼아 많은 실험을 해보았습니다. 특히 (1)'아침과 점심에 채소과일이나 무첨가 주스를 먹은 후 저녁에 일반식을 먹는 것'과 (2)'아침과 점심을 굶고 저녁만 일반식을 먹는 것', 이 2가지를 비교해보았습니다. 흔히 (2)번의 경우가 칼로리가 적으니 다이어트에 좋으리라 생각합니다만 결과는 정반대였습니다. (1)번의 경우 엄청난 양의 노폐물이 밖으로 쏟아져 나왔습니다. 청소 물질을 먹었기 때문입니다. 3,000억 개의 죽은 세포와 독성 노폐물들이 씻은 듯이 배출되는 쾌감, 즉 완전 배출을 아침마다 경험했습니다. 복잡한 이론은 필요 없습니다. 당신도 경험할 수 있습니다.

메타분석Meta Analysis이라는 것이 있습니다. 수년 혹은 수십 년 동안 관련 논문들과 연구가 쌓이면 그것을 종합해서 결론을 내리는 분석방법입니다. 그러니까 식품 회사나 제약 회사에서 대학교수에게 연구비를 지원하는 방식으로 논문을 발표하면, 백이면 백 그들의 이익을 위한 방향을 벗어날 수가 없습니다. 메타분석은 매우 신뢰성이 높은 방식이라 식품 회사나 제약 회사에서 기피하는 방식입니다.

수많은 메타분석 결과로 보면 '칼로리 개념'이 허위로 드러납니다. 앞에서 언급한 (1)'아침과 점심에 채소과일이나 무첨가 주스를 먹은 후 저녁에 일반식을 먹는 것'이 (2)번에 비해 칼로리가 많은데 어찌 쾌변을 보고 살이 빠졌을까요? 칼로리 개념으로는 설명이 되지 않습니다. 남자 2,000Kcal 여자 1,500Kcal와 같은 이론은 100년 전에 나온 이론입니다. 식품 회사는 칼로리 개념을 모든 식품 성분표에다가 넣게 만들어 '어리석은 우리를 안심시킨다'라는 말입니다. 식품첨가물이 적든 많든 '칼로리만 적으면 장땡'이라는 인식을 심어준다는 말입니다.

열량만을 따지면 다이어트는 백전백패입니다. 새벽에 일어나 2시간 뛰고 윗몸일으키기 했으니 500Kcal 소모했어, 공깃밥이 200Kcal니까 점심에 많이 먹어도 되겠네, 아침 점심을 굶었으니까 저녁에 500Kcal 컵라면 먹어도 되겠지? 이래서는 안 된다는 말입니다. 제가 경험해본 것처럼 칼로리를 계산하지 마시고 독소 배출, 완전 배출이라는 방향으로만 전진하신다면 질병과 비만은 저절로 해결할 수 있다고 장담합니다.

입 냄새와 몸 냄새는
몸속 쓰레기 때문입니다

만일 인간들이 모여 사는 도시에 하수처리장이 없거나 부실하다면 어떤 일이 일어날까요? 오물이 넘쳐나 도시를 더럽힐 것입니다. 16세기까지 유럽의 도시에 하수처리 시설이 부실했다는 사실을 아는 사람들은 많지 않습니다. 도시로 유입하는 인구를 상하수도의 정비가 따라가지 못해서. 변기가 가득 차면 창밖에 버릴 정도였다고 알려졌는데 16세기 베네치아 여인들이 거리의 오물을 피해 다니기 위해 신발 밑바닥에 두꺼운 코르크를 덧댄 초핀Chopine을 신고 다녔는데 이것이 하이힐의 시초로 알려져 있습니다.

우리 몸도 이와 다를 것이 하나도 없습니다. 우리 몸의 쓰레기 처리시설(대장)이 완벽하게 작동한다면 입에서도 몸에서도 냄새가 날 수 없습니다. 비만과 질병과 노화로 고행할 이유가 전혀 없습니다. 그렇다면 이 쓰레기 처리시설을 완벽하게 작동시키려면 어떻게 해야 할까요? 노폐물이 몸에 남아 있지 않고 완벽하게 제거하는 음식을 먹으면 된다고 제가 계속해서 살아있는 음식을 강조하는 이유가 바로 이 때문입니다.

빨리빨리 음식은
빨리빨리 변비를 만듭니다

우리는 빠른 시간에 무엇을 해결하길 좋아합니다. 빨리 돈을 벌기 좋아하고, 빠르게 목적지에 가길 원하고, 5분 만에 점심을 해결하기 원하는데 그 대가는 바로 비만과 질병과 노화현상입니다. 주문 후에 빨리 나오는 음식을 우리는 '빨리빨리 음식' 즉, 패스트 푸드Fastfood라 부릅니다. 빨리 나오는 음식은 대부분 빨리 먹는 음식입니다. 씹을 필요도 없이(침에서 나오는 소화액 아밀라아제의 도움도 없이) 5분 만에 나오는 음식은 대부분 5분 만에 먹어치웁니다. 피자가 그렇고 햄버거가 그렇습니다. 그러나 우리는 반드시 그 대가를 치르는데 그 중 1번이 바로 변비입니다. 빨리 먹는 음식은 왜 빨리빨리 변비를 만드는 것일까요? 변비는 왜 비만과 질병과 노화의 결정적 원인이 되는 것일까요?

　빨리빨리 음식은 대부분 영양가는 없고 열량만 높은 '빈 칼로리'로 이루어져 있습니다. 이런 음식에는 질산염과 글루탐산나트륨MSG 등 신경을 자극하는 독극물이 가득 함유되어 있습니다. 따라서 독소를 분해하는 간이나 신장(콩팥)이 일을 처리하느라 하루 24시간 피로에 절게 되고, 결국 그 장기에 독소가 쌓여 소화불량으로 이어집니다. 몸속에 쓰레기를 넣으면 몸 밖으로 쓰레기가 나오는데, 이 과도한 쓰레기를 처리하는 과정에서 우리 몸은 비만과 질병으로 지쳐있는 몸이 된다는 말입니다.

　잘 씹지 않는 음식은 위장에서 더 많은 소화액이 필요하므로 소화에 많은 시간이 필요합니다. '빨리빨리 음식'은 씹지 않으므로 위에 들어가 오랜 시간 머물면서 부패합니다. 이 부패한 숙변이 문제가 되는 것은 바로 독소 때문인데 처리하지 못한 음식에서 나오는 대표적인 독소의 이름을 의학계에서는 '활성산소(산소 쓰레기)'라고 부릅니다. 의료계와 제약업계는 용어를 어렵게 만듦으로써 소비자를 어리둥절하게 만듭니다. 어리둥절하며 고개를 갸웃거리는 순간 당신은 그들의 미끼에 걸려든 셈입니다.

　어려운 의학용어를 좋아하지 않고 쉽게 풀어쓰기를 좋아하는 저는 이것을 '산소 쓰레기'라고 부르겠습니다. 우리 몸을 치료하는 간호사인 백혈구(백의의 천사)는 몸속의 각종 독소를 죽이기로 유명합니다. 그런데 이 백의의 천사도 죽이지 못하는 독소가 있으니 바로 산소 쓰레기입니다. 당신이 처리하지 못한 이 산소 쓰레기는 혈액을 끈적끈적하게 하고 미세한 피떡(혈전)을 만들어 혈관을 막습니다. 뇌로 가는 혈관, 심장으로 가는 혈관, 장으로 가는 혈관, 간으로 가는 혈관, 이 모든 혈관이 막힌다면 생각만 해도 끔찍한 일입니다.

우리 몸의 림프 시스템은
독소 배출의 사령부입니다

그런데 어떻게 당신은 살아있을까요? 술과 담배와 빨리빨리 음식을 먹고 각종 스트레스를 받으면서도 어떻게 죽지 않고 살아있을까요? 바로 림프 시스템 때문입니다. 수많은 독소를 이 림프 시스템 안의 림프주머니(림프절)가 각종 독소를 포위해(주머니에 넣어서) 분해하기 때문입니다. 잘근잘근 씹어서 분해한 다음 땀으로, 오줌으로, 대변으로 배출하기 때문에 당신이 아직도 살아있다는 말입니다. 독소 배출의 사령부인 셈입니다.

다음 페이지 (그림 4)에서 보시는 것처럼 림프 시스템은 림프액, 림프관, 림프구, 림프절(림프주머니) 등 복잡한 네트워크로 구성되어 있습니다. 이 모든 것이 합심하여 잠시도 쉬지 않고 독소를 몸

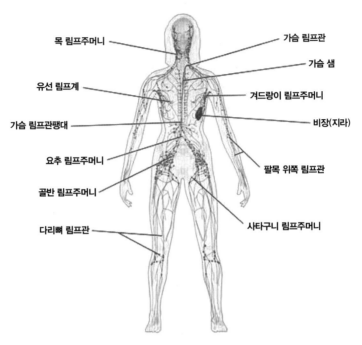

목 림프주머니

가슴 림프관

가슴 샘

유선 림프계

겨드랑이 림프주머니

가슴 림프관팽대

비장(지라)

요추 림프주머니

팔목 위쪽 림프관

골반 림프주머니

사타구니 림프주머니

다리뼈 림프관

| 그림 4 | **우리 몸의 림프 시스템**

밖으로 배출합니다. 림프 시스템은 세포조직에서 액체 상태로 독성 물질을 잡아냅니다. 일단 세포에서 독소를 잡아 오면 다소 복잡한 과정을 거쳐 잘게 부수고 정리한 다음 몸 밖으로 몰아냅니다. 우리의 몸 어느 부분이 부었다는 것은 지금 그곳에서 독소를 내보내기 위해 싸우고 있다는 증거입니다. 이것은 아주 중요합니다. 무슨 무슨 질병이 아니라 '독소 배출 중'이라는 사고의 전환이 필요합니다.

성인의 경우 혈액은 몸속에 5L 정도 들어 있습니다. 그러면 림프액은 어느 정도일까요? 3배, 그러니까 15L 정도의 림프액이 들어 있습니다. 엄청난 양의 림프액이 CCTV로 당신의 몸을 관찰하고 있으며 매일매일 범죄자를 잡아들이고 있는 셈입니다. 계속 강조하지만 우리 인간의 몸은 그리 만만한 상대가 아닙니다. 만만하다면 어떻게 700만 년 자손을 이렇게 번성시켰겠습니까?

그러면 당신은 또 이렇게 질문할 것입니다. 림프액은 어떻게 생겼습니까? 우리가 몸 어느 곳에 피가 나게 되면, 잠시 후에 투명한 액체가 나오는데 이것이 림프액입니다. 우리는 이것을 진물이라고도 부릅니다. 우리 몸에서 진물이 나온다는 것은 현재 독소를 배출하고 있으며 상처를 아물게 하고 있다는 증거입니다. 진물에서는 냄새가 납니다. 진물을 통해 독소가 나오는 것이니 오해하지 말아야 합니다.

우리 몸에서 좀 냄새가 나는 곳은 거의 림프 시스템이 포진하고 있는 곳입니다. 가령 겨드랑이나 배꼽이나 발가락이나 사타구니 등은 냄새가 좀 심한데요. 냄새가 심하다면 '현재 림프 시스템이 활발하게 작동 중'이라는 증거입니다. 지금 당장 코와 얼굴평면이 만나는 구석진 곳에 손톱으로 살짝 파서 나오는 기름의 냄새를 맡아보십시오. 지금 당장 배꼽 속을 손톱으로 살짝 파서 냄새를 맡아보십시오. 그곳이 바로 우리 몸의 림프 시스템입니다.

겨드랑이에서 냄새가 난다고 '겨드랑이 림프절 수술'을 권하기도 하는데요. 이것은 냄새가 난다고 식당 주방의 쓰레기통을 없애 버리는 것과 같습니다. 당신은 쓰레기통을 없앤 다음, 계속해서 나오는 음식물 쓰레기를 주방 바닥에 뿌리시겠습니까? 아니면 손님들이 드나드는 식당 앞 길거리에 뿌리시겠습니까? 림프 시스템은 당신의 몸을 정화시키는 쓰레기 청소부이지 냄새를 풍기는 쓰레기(독소)가 아니라는 말입니다.

크든 작든 약간의 덩어리나 멍울 같은 것이 생겼다면 그것은 림프주머니가 부어 있는 상태인데요. 많은 독소가 몸속 여러 곳으로 돌아다니면서 말썽을 부리지 못하도록 림프주머니에 모아 놓고 독소의 이동을 막고 있는 것입니다. 당신은 몸 어디가 조금 부었다고 해서 두려워할 필요가 없습니다. 그것은 림프 시스템의 자연스러운 치유 현상이기 때문입니다. 림프 시스템은 우리 몸의 '하수종말처리장'의 역할을 하는 고마운 시스템입니다.

편도선은 우리 몸의
독소 치료 장치입니다

　　림프주머니는 임파선淋巴腺으로 불리기도 하는데 겨드랑이나 목 주위와 가슴 부근 등 몸 전체에 분포되어 독소를 처리합니다. 그런데 이 독소들이 계속해서 과도하게 몸에 들어오면 독소를 완벽하게 처리되지 못하는 현상이 나타나는데 이것을 우리는 임파선염 Tonsillitis이라고도 부릅니다. 그러니까 하루에 5개만 처리할 수 있는 림프 시스템에 10개의 독소가 들어오는 현상입니다. 대표적인 것이 편도선염입니다.

　　그리스어와 라틴어로 된 복잡한 의사들의 용어에 현혹되지 마시고, 어린아이와 같은 순수한 마음으로 생각하시기 바랍니다. 편도선이 부으면 어떻게 될까요? 일단 열이 나고 식욕이 없어집니다.

열이 나면 당신은 피곤함을 느끼고 하던 일을 멈추고 눕게 됩니다. 식욕이 없어지면 먹지 않게 됩니다. 쉬고 단식을 하면 여분의 에너지가 당신의 편도선염을 치료하게 된다는 말입니다. 우리 몸은 이렇게 신(자연)에 의해 초과학적으로 설계되어 있다는 사실을 알아야 합니다.

동물 중에는 변온동물(개구리나 뱀 등)이 있고 항온동물이 있습니다. 변온동물들은 상황(겨울잠 등)에 맞게 자기 몸의 온도를 맞추어 살아갑니다. 인간은 항온동물인데요. 섭씨 36.5도를 일정하게 유지하기 위해 노력합니다. 그런데 열이 난다는 것은 무슨 뜻일까요? 혼신의 힘을 다해 열을 발산하여 노폐물을 배출하는 등 질병과 싸우고 있다는 증거입니다. 아프면 열이 나고 땀이 많이 나는 이유는 열을 발산하여 체온을 조절하기 위함입니다. 그래서 옛 어른들이 '아이가 몸에 열이 나면 곧 병이 낫는다'고 한 이유입니다. 열을 내서 스스로 치유하고 있는 사람에게 해열제를 주는 것은 바보짓입니다. 그것은 마치 흔들리는 다리를 수리하는 중에, 강 건너 일꾼들에게 음식을 보내야 하는데 다리가 흔들린다고 그 다리를 폭파하는 것과 같은 일입니다.

불과 20여 년 전만 해도 편도선 수술이 유행이었는데요. 편도선염이 일종의 자가 치료라는 사실을 뒤늦게나마 깨닫게 되면서 이 수술이 사라졌습니다. 아기가 태어나자마자 귀두를 자르는 포경수술이 유행하다가 이것 또한 사라졌습니다. 귀두는 남자의 중요한 부분을 보호하고 성감을 높이는 신(자연)의 섭리라는 자각이 생겨났기 때문입니다. 제왕절개가 유행하다가 사라지는 것과 똑같습니다. 얼마나 많은 새로운 수술이 생겼다가 또 사라질지 짐작이 되고도 남습니다.

몇 년 전 할리우드 톱스타 안젤리나 졸리Angelina Jolie가 유방절제술을 받았습니다. 그녀는 다음과 같이 말했습니다.

"10여 년 동안 암 투병 끝에 56세에 돌아가신 어머니와 같은 상황을 겪고 싶지 않았습니다. 가슴과 난소를 절제했지만 여전히 나는 여성이며 나 자신과 가족을 위해 내린 이 결정이 타당하다고 생각합니다. 내 아이들은 이제 '엄마가 유방암으로 죽었다'라고 말할 일이 없어졌습니다."

유방암이 유전이라고 해서 가슴을 절제했다는 말입니다. (그림 4)의 왼쪽 위에서 두 번째를 보면 '유선 림프계'라는 것이 있습니다. 가슴에 있는 림프 시스템입니다. 이곳의 림프 시스템이 하는 일이 무엇입니까? 각종 독소(암세포 등)를 림프주머니에 끌어들여서 박멸하는 역할입니다. 아이가 젖을 먹는 소중한 곳이니 항상 청결히 하기 위해 림프주머니가 독소를 청소하는 곳입니다. 그런데 안

젤리나 졸리는 '유방암은 유전일 수 있으니 미리미리 제거해야 한다'라고 생각한 것입니다.

사람의 생각이 이렇게 무섭습니다. 그것은 마치 하수종말처리장으로 암세포가 모여들 수 있으니 하수종말처리장을 미리 없애버렸다는 말인데요. 누가 그녀에게 이런 생각을 하게 했는지 정말 소름 끼치도록 무섭습니다. 경찰서는 범죄자들을 잡아들이는 곳입니다. 당신은 그곳으로 범죄자들이 모여든다고 해서 그 경찰서를 불태워 없애겠습니까? 경찰서가 불에 타서 없어지면 새로운 범죄자들은 어디에 수용한다는 말입니까? 새로운 범죄자(독소)들은 경찰서가 없어졌으니 여기 저기 휘젓고 다니며 도둑질과 강도짓을 하지 않겠습니까?

그것은 마치 알람이 울려 시끄럽다고 해서 알람과 연결된 전기선을 싹둑 끊어버리고 잠드는 것과 하나도 다르지 않습니다. 알람이 울려 도망가려던 도둑은, 조용해진 틈을 타서 금고문을 부수고 현금과 보석을 꺼내 갈 것입니다. 고마운 알람 시스템(림프 시스템)은 할 일이 없어졌으니 당신이 암에 걸려 죽든 상관하지 않을 것입니다.

진흙탕 도로는 나라를 마비시키고
끈적한 혈관은 몸을 마비시킵니다

우리 인간의 몸은 모두 혈관으로 연결됩니다. 한 나라의 모든 도로가 끈적끈적한 진흙탕으로 이루어져 있다면 어떻게 될까요? 진흙탕에서 빠져나오지 못하는 차량들이 아우성친다면 어떻게 될까요? 그 나라의 모든 기능은 마비될 것입니다. 우리 몸도 이와 다를 것이 하나도 없습니다. 그래서 산소 쓰레기(활성산소)가 무서운 것입니다. 이 산소 쓰레기를 만들지 않는 음식, 즉 혈관을 탁하게 하는 음식 대신에 맑게 하는 음식을 먹어야 한다는 말입니다. 어리석은 우리 인간은 '우리가 먹는 음식이 어떤 영양 성분이 있는가'에 관심이 있을 뿐, '노폐물의 배출을 원활히 하는 음식이 무엇인가'에는 관심이 없습니다. 먹으면 그냥 다 알아서 밖으로 나온다고만 생각하기 때문입니다.

음식물이 식도를 거쳐 위장과 소장을 지나 대장을 통과한 후 변이 되어 밖으로 나오기까지 몸속에서 무슨 일이 일어나는지 이해하는 사람은 많지 않습니다. 부모들은 아이의 건강을 걱정하면서도 의사에게 모든 것을 맡길 뿐 그 원인이 무엇인지 생각하는 데는 관심이 없습니다. 아이의 공부에 대해서는 일일이 잔소리를 하고 참견하면서도, 공부보다 더 중요한 아이의 몸에 대해 관심이 없다면 그게 진짜 부모인가요? 뚱뚱하고 병들어도 출세만 하면 된다는 생각인가요?

특히 배출(대장)에 대한 이해가 없는 부모들 때문에 소아비만증과 성조숙증이 증가하는 추세입니다. 아이들은 대부분 입에 즐거운 음식을 찾는 경향이 있는데 부모들은 이를 방치할 뿐이고 오히려 시간이 없다는 핑계로 이들과 함께 기꺼이 범죄에 가담합니다. 범죄에 가담할 뿐 아니라 범죄를 조장합니다. 본인이 범죄를 조장해놓고 아이에게 호통까지 칩니다. "몸이 그게 뭐냐, 살 좀 빼라~"

저는 다시 한번 아이들에게 '건강과 영양'에 대해 가르치지 않는 교육 당국을 꾸짖고 싶습니다. 영어와 수학과 과학이 아이의 건강보다 더 중요하다고 생각하는 것일까요? 아이들과 교사들이 인체의 기능을 알게 되면 의료계의 수입이 줄어들기 때문에 이를 막는 세력이 있기 때문일까요?

가장 깨끗한 대장은
갓난아기의 대장입니다

2장에서 소개해 드렸던 노만 워커 박사는 40~50년 동안 방대한 양의 정보를 수집해왔는데 그중에서 트럭 한 대 분에 해당하는 대장 엑스레이 사진을 수집해왔다고 고백합니다. 그것이 진실인지 아닌지 확인하기 전까지는 무엇이든 대충 넘어가지 않는 집요함 때문이었습니다. 그 결과 가장 깨끗한 장을 보여준 사진은 '채소·과일식 프로그램'을 실행한 산모가 분만한 갓난아기의 사진이었다고 고백합니다. 다음은 그가 직접 펜으로 그린 그림입니다.

(그림 5)를 보았다면 다음에 나오는 (그림 6)도 살펴보시기 바랍니다. 이 그림이 깨끗한 대장과 비교했을 때 얼마나 찌들고 병들었는지 확인하시길 바랍니다. 오랫동안 노폐물이 완전히 배출되지

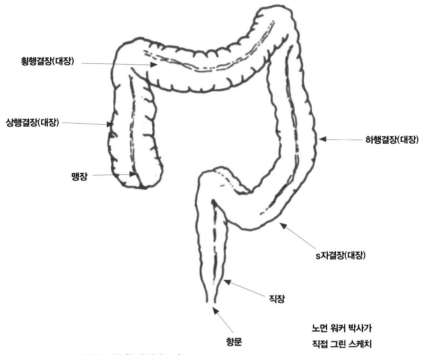

| 그림 5 | 아주 깨끗한 대장의 모습

대장은 편의상 3가지 맹장, 결장, 직장으로 구분한다. 이 중에서 가장 긴 결장은 또다시 편의상 4가지 상행결장, 횡행결장, 하행결장, s자결장으로 구분한다. 수분을 흡수하여 대변을 단단하게 만들고 배변이 일어나기 전까지 대변을 저장하는 기능을 한다.

못한 결과를 보여줍니다. 대장(노폐물을 배출하는 기관)은 일종의 쓰레기 처리장이라 말할 수 있는데요. 당신이 아주 오랫동안 '빨리빨리 음식'으로 몸속 내부기관을 혹사시킨 결과입니다. 그리고 그 쓰레기장에는 몸속 각 기관이 병들었음을 확연하게 보여주는데 어떤 기관에 문제가 있는지 대장에서 확연히 확인할 수 있습니다.

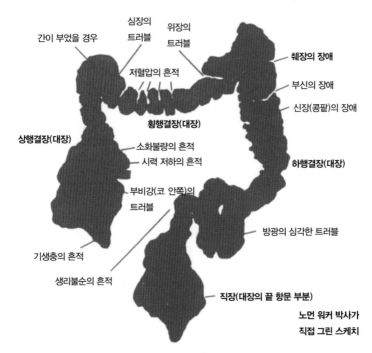

간이 부었을 경우
심장의 트러블
위장의 트러블
쉐장의 장애
부신의 장애
신장(콩팥)의 장애
저혈압의 흔적
횡행결장(대장)
상행결장(대장)
소화불량의 흔적
시력 저하의 흔적
하행결장(대장)
부비강(코 안쪽)의 트러블
방광의 심각한 트러블
기생충의 흔적
생리불순의 흔적
직장(대장의 끝 항문 부분)

노먼 워커 박사가
직접 그린 스케치

| 그림 6 | **각종 노폐물이 축적되어 질병에 걸린 환자의 대장**

    당신이 집이나 식당에서 불로 요리한 음식을 주로 하는 일반식을 먹는 사람이라면, 비록 하루에 한 번 이상 변을 잘 보는 사람일지라도 장기들이 효율적으로 작동한다고 장담할 수 없습니다. 불로 익힌 음식들은 세포와 근육에 영양을 공급하기 힘들어 영양기아 상태를 유발합니다. 모두 죽어있는 영양소이기 때문입니다. 계속 강조하지만 지구상의 모든 동물(가축이 아닌) 중에, 음식을 불

에 익혀 먹는 종족은 오직 호모사피엔스뿐입니다. 당신이 효소와 유기미네랄(엄격한 의미로 유기화합물)을 불로 죽인다면(섭씨 54도 ~70도에서 대부분의 효소와 유기미네랄은 사망하기 때문에) 비록 대장이 많은 배설물을 통과시킬 수 있을지라도 살아있는 영양소를 몸속에 흡수시킬 수 없습니다.

완전 배출에는 살아있는
식이섬유가 필요합니다

음식을 완전하게 소화시키기 위해 소장에서와 마찬가지로 대장에서도 섬유질이 필요합니다. 그러나 그러한 섬유는 반드시 날것의 식이섬유, 즉 거친 섬유로 구성되어야 합니다. 고기와 생선과 계란과 우유 등 동물성 음식은 살아있는 채로 먹더라도 식이섬유가 전혀 없습니다. 반복해서 말하지만 조금 없는 것이 아니라 식이섬유 제로(0%)라는 말입니다.

특히 곡물을 분말로 분쇄한 다음 각종 화학물질을 투하한 공장 음식(빵과 면과 과자 등)들은 장기를 통과할 때 나쁜 흔적을 남깁니다. 이 음식들은 대장의 내벽에 석고처럼 코팅을 남깁니다. 시간이 지남에 따라 이 코팅은 중심부에 작은 구멍이 생길 때까지 점차

두께를 증가시킵니다. 이렇게 죽은 음식을 먹더라도 우리는 이 사실을 전혀 모른 채 하루에 한두 번은 배설을 할 수 있습니다. 실제로 만성적인 변비에 걸린 것을 알지 못할 수 있습니다. 질병과 비만과 노화의 원인인 만성적인 변비(본인도 알아차리지 못하는)에 걸린 채 행복한(?) 죽음을 맞이할 수 있다는 말입니다.

그러면 당신은 또 이렇게 질문할 수도 있습니다. "배변이 잘 안 될 때마다 변비약을 먹으면 되지 않나요?" 이 말은 마치 "몸에 문제가 생기면 죽기 직전까지 계속해서 약을 먹으면 되지 않나요?"라는 질문과 같은 것입니다. 노름판에서 매번 돈을 잃을 때마다 부모님이 노름빚을 갚아주고 판돈을 계속 지원해주는 것과 같다는 말입니다. 과외 공부를 해서 좋은 대학에 갔다고 칩시다. 그럼 학점을 딸 때마다 과외를 받을 것인가요? 회사에 들어가서도 계속 과외를 받을 것인가요? 사업하면서도 계속 과외를 받아 돈을 벌 것인가요? 세상은 그렇게 호락호락한 놀이터가 아닙니다. 오직 스스로 획득한 지식과 깨달음과 실천만이 세상을 운영할 수 있다는 말입니다.

우리 몸도 이와 하나도 다르지 않습니다. 약물에 의존하지 않고 스스로 완전히 소화시키고 스스로 완전히 배출할 수 있을 때, 비만과 질병과 노화에서 영원히 해방될 수 있다는 말입니다. 당신이 변비(엄청난 질병이라고 여겨지지 않는)조차 약물에 의지한다면 앞으로 나이가 들면서 닥치게 될 수많은 질병 현상들을 어떻게 스스로

극복할 수 있겠는가 말입니다.

저는 '진실은 의외로 단순하며 해결책은 아주 가까이에 있다'고 항상 주장합니다. '그리고 진실된 것은 어느 정도 시간이 걸린다'라고 또한 주장합니다. 알약을 털어 넣는 일은 5초에 완성되지만, 산 음식을 먹고 효과를 보기에는 어느 정도 시간이 걸립니다. 당신이 매일 아침 미지근한 물에 레몬을 짜서 1주일간 하루 3~4번 꾸준히 마신다거나, 일체의 죽은 음식을 먹지 않고 무첨가 주스를 1~2주간 먹기만 하면 몸속의 노폐물이 홍수처럼 쏟아져 나온다고 저는 장담합니다. 실제로 너무나도 많은 사람의 변화되는 모습을 지켜본 제가 장담합니다.

레몬은 특히 대장의 과도한 산성을 중화시키는 특효약임을 강조합니다. 우리 몸은 항상 약알칼리성(pH 7.4)을 유지하려는 성질이 있습니다. pH가 7보다 낮으면 산성, 높으면 알칼리성입니다. 이 pH는 0.3만 변해도 의식을 잃는 등 큰 위험에 처할 수 있습니다. 그런데 콜라의 pH가 3~4임에도 큰 탈이 생기지 않는 것은 우리 몸이 살기 위해 pH를 유지하려는 강한 생존 본능 때문입니다.

과일과 채소는 대표적인 알칼리성 식품이고 육류와 공장 음식은 대표적인 산성 식품입니다. 그중에서 알칼리성 식품의 대표주자는 단연 레몬인데요. 제가 레몬을 계속해서 먹으면 변비에서 해

방된다고 강조하는 이유입니다. 약국에 들러 화학약품 냄새가 진
동하는 변비약을 사 먹을 것인가, 마트에 들러 신선한 레몬을 산 다
음 미지근한 물에 즙을 내어 마실 것인가? 이 역시 당신이 선택할
문제입니다.

당장의 변비를 해결하기 위해 약물에 의지할 것인가요, 영원히
해결하기 위해 1~2주를 실천할 것인가요? 1~2주 실천 후의 정신
적인 청량감과 날씬한 몸매의 변화를 체험하면 다시는 공장 음식
과 변비약의 반복되는 사이클로 돌아가지 않을 것을 저는 확신합
니다.

산소 쓰레기의 독소는
몸으로 다시 흡수됩니다

대장의 노폐물을 완전히 배출해야 하는 가장 중요한 이유 중의 하나는 가스 때문입니다. 바로 산소 쓰레기(활성산소)가 우리 몸의 모든 장기로 재흡수 되기 때문입니다. 입 냄새와 몸 냄새는 바로이 유독가스 때문입니다. 노먼 워커 박사는 다음과 같이 말합니다.

"40~50년 가까이 연구하고 환자들을 접한 결과 입 냄새와 몸 냄새를 피우는 주범은 공장 음식(탄수화물과 각종 화학물질로 범벅된)과 육류(고기, 계란, 생선, 우유, 유제품)라는 확신을 갖게 되었다. 여기에는 단 하나의 예외도 없었다. 또한 단 하나의 예외도 없이, 대장을 청소하는 살아있는 음식을 먹자마자 짧은 시간에 호전

되었음을 밝혀둔다."

(노만 워커 박사 저, Become Younger-Norwalk Press, 1995년)

변비의 가장 좋은 친구는 공장에서 식이섬유를 제거한 '가짜 탄수화물 음식' 즉 공장 음식이라고 저는 확신합니다. 여기서 말하는 '진짜 탄수화물음식'은 가공하지 않은 현미와 콩과 고구마와 감자 등 통곡물을 말합니다. 진짜 탄수화물 음식은 그것이 비록 열에 의해 익혀졌더라도 공장 음식에 비해 현저히 우월한 음식입니다. 분말로 분쇄한 탄수화물은 가스를 형성하는 박테리아의 번식을 위한 가장 좋은 매개체입니다.

만일 당신이 입과 방귀에서 다량의 가스를 발생시키고 싶다면, 저는 아침 식사로 토스트와 우유와 시리얼을 권하겠습니다. 그래도 가스가 심하지 않다면 점심 식사로 도넛과 라면을 권하겠습니다. 그것도 마땅치 않다면 저녁 식사로 소시지와 삼겹살을 채소 없이 소금장에 매일 드셔보십시오. 이것은 제가 비만과 동맥경화로 고생한 후에 직접 실천해본 것이므로 반박(최소한 나 자신에게는)의 여지가 없습니다.

60일 만에 기적적으로
트림과 변비가 사라졌습니다

(박민주, 춘천, 51세 여성)

저는 50대 초반 미혼 여성입니다. 채소·과일식을 시작한 지는 3달이 조금 넘었고, 처음 1달 동안은 저녁 8시 이후부터 12시간 이상 공복을 유지했습니다. 아침에 사과 1개, 그리고 채소와 과일과 통곡물을 계속 먹었습니다. 조금씩 채소와 과일의 비율을 늘려가며 효과를 보고 있습니다.

60일 동안 채소·과일식을 실천하면서 가장 크게 효과를 본 것은 변비와 트림 증세입니다. 어려서부터 소화력이 떨어져서 자주 체했고, 고등학교 시절부터 변비 증세가 있었는데, 성인이 된 후부터는 반복되는 음주와 불규칙한 식사로 설사와 변비를 반복하는 증세가 심해졌습니다. 과음한 날에는 붉은 변을 보기도 했습니다. 물론 체중도 나이에 비례해서 늘어만 가서 20대 초반보다 20kg 이상 증가했습니다. 밥보다 밀가루를 좋아해서 라면·국수·수제비·빵을 입에 달고 살았고 초콜릿·아이스크림·사탕·젤리도 정말 많이 먹었습니다. 그리고 20~30대에는 맥주가 주식이었습니다.

그리고 40대 후반부터는 몸이 급격히 나빠져 변비가 심해졌습니다. 유산균 등 여러 가지 처방을 해보았지만 처음에만 효과를 볼 뿐이었습니다. 소화불량과 함께 생긴 또 하나의 증세는 바로 잦은 트림과 두통 증세였습니다. 40대 중반까지는 신물이 올라오거나 속이 더부룩한 증세가 이어졌는데, 40대 후반부터 헛트림(소화불량의 트림과는 차원이 다른, 가스가 새는 듯한 느낌)이 나오기 시작했습니다.

특히 소화불량으로 통증이 느껴질 때 머리나 팔과 어깨 등의 부위를 주무르거나 누르면 여지없이 트림이 크게 터져 나왔습니다. 심할 때는 이러다 성대결절이 걸리지는 않을까 걱정될 정도였습니다. 여기저기 자료도 검색해보고 자문을 구해보니 대장 속에 변이 오래 머물러 생기는 가스가 원인이라고 하더군요.

채소·과일식을 접하면서 저의 여러 가지 이상 증세(변비, 설사, 트림, 두통, 설사 후 몸살, 이유 없는 몸살, 체중 증가 등) 모두가 식습관에서 비롯된 것임을 깨달았습니다.

그러던 제가 채소·과일식 이후, 20여 일 만에 바나나 모양의 변을 보고 크게 감격했습니다. 그전까지는 딱딱하거나 묽은 상태만 보았을 뿐이었으니 얼마나 기뻤는지 모릅니다. 또한 변비가 심할 때는 1주일에 1번, 많아야 2~3번 용변을 보았는데 채소·과일식 이후로는 주 5회로 늘었고, 어떨 때는 하루에 2번도 보았습니다. 채소·과일식 이후로 식사 뒤에 체하는 증상도 없어졌고 소화제는 아예 치워버렸습니다. 가끔 일반식을 했을 때 몇 시간 후 설사 증세가 나타납니다. 몸이 좋아하지 않는 음식이 어떤 것인지 구분하기가 수월해졌습니다. 체중도 4kg 정도 빠진 상태입니다. 트림과 두통과 몸살 등 각종 증세도, 채소·과일식을 통해 각종 노폐물을 배출하면 함께 사라진다는 진실도 깨우치게 되었습니다.

- 네이버 예방원 카페, 완전 배출 사례 중에서

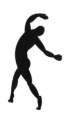

7장

고기와 우유는
어찌할까요?

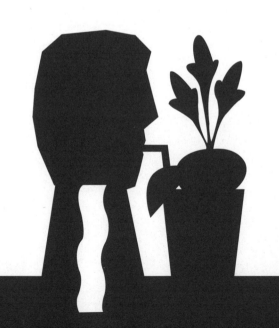

¤ ¤ ¤
제 경험에 의하면 채소와 과일을 주식으로 하는 사람 중에서
5~10년이 지나는 동안 질병으로 고생하는 사람을
단 한 사람도 본 적이 없습니다.
제가 상담한 환자 중에서 류머티즘, 신경염 등을 앓는 사람 치고
고기를 좋아하지 않는 사람을 만나지 못하였습니다.

꽃등심은 단백질이 아니라
지방 덩어리입니다

　아주 오래전에 TV를 보다가 깜짝 놀란 적이 있습니다. 일본에서 가장 비싼 1등급 소고기 와규和牛, Wagyu를 생산하는 농가를 한국의 방송국에서 방문했습니다. 그러니까 우리 한우도 명품 한우로 거듭나기 위해서는 '값비싼 일본 와규를 닮자'라는 취지에서 만든 프로그램이었습니다. 도쿄 근교의 농가를 방문하자 소들이 모두 발목에 쇠사슬로 만든 족쇄를 차고 있었습니다. 그냥 서 있는 채로 먹고 싸고 자고 옴짝달싹 움직이지 못하고 있었습니다. 어릴 때부터 쇠사슬을 차고 자라야 움직이지 못해서 근육 속으로 지방이 스며든다는 논리였습니다.

　그러니까 한우로 치면 최고등급 꽃등심을 만들어내는 광경이 있는데요. 그 처참한 광경에 놀라 그 후로는 고기가 입으로 들어가지 못했습니다. 근육 속으로 지방이 들어가야 한다고? 그러니까 인간의 미각을 위해 송아지 때부터 철장에 넣어 산송장처럼 키워야 한다는 논리인데요. 소가 얼마나 스트레스를 받을까요? 입에서 슬슬 녹게 만들려고 소는 얼마나 많은 스트레스 호르몬을 그 지방층에 쌓아놓을까요? 생각에 생각이 꼬리를 물었습니다. '동물을 직접 죽이지 않고 고기를 먹는 사람은 도살자에게 그 일을 의뢰하고 있는 셈이다'라는 어느 채식인의 말도 떠올랐습니다.

단백질 보충을 위해 고기를 먹는다고 하지만, 사실 꽃등심은 모두 지방 덩어리입니다. 저는 인간 질병과 비만의 원인은 '막힌 혈관'이라고 주장합니다. 고기를 먹어 혈관에 기름때가 끼든, 트랜스지방 범벅인 공장 음식을 먹어 혈관에 기름때가 끼든, 결국 이 혈관을 막는 1등 범인은 지방이라고 주장합니다.

여기 한 미국 의사가 있었습니다. 아버지도 의사, 장인도 의사였습니다. 잘나가던 의사인 아버지와 장인이 모두 혈관이 막혀 50대에 심장병으로 사망했습니다. 돈 버는 의사를 포기하고 새로운 실험을 시작했습니다. 가만히 두면 곧 죽는다고 사형선고를 받은 심장병 말기 환자 18명을 설득한 후, 채식 실험을 통해 모두 살려낸 미국의 한 의사 이야기입니다. 무려 12년 동안 실험을 이어갔는데요. 이 분야 최장기 실험으로 의학 역사에 기록된 의사의 이름은

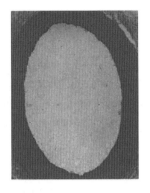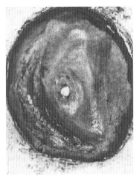

| 그림 7 | **뚫린 혈관, 막힌 혈관**
건강한 혈관(왼쪽), 칼슘·지방·콜레스테롤 등으로 가득 차서 좁아진 혈관(오른쪽)

콜드웰 에셀스틴Caldwell Esselstyn 박사입니다. 그의 명저 〈지방이 범인〉Prevent and Reverse Heart Disease에는 아주 뚜렷한 사진 2장이 있는데요. 위와 같이 지방으로 막힌 혈관 사진과 채식으로 뚫린 혈관 사진 2장이 그것입니다.

이 책에는 육류를 많이 먹어 막힌 혈관 사진과, 채식을 실천해 뚫린 혈관 사진이 수십 장 올라옵니다. 모든 질병과 비만의 원인이 막힌 혈관이라는 것이 증명되었습니다. 그 막힌 혈관을 뚫어내는 1등 공신이 살아 있는 음식(채소와 과일)이라는 사실도 속속들이 증명해내고 있습니다. 채소와 과일이 몸속의 각종 독소와 노폐물을 완전 배출한다는 사실을 증명해내고 있습니다. 당신은 이 수십 장의 뚫린 혈관사진을 보고도 '고기를 먹어야 힘이 난다'고 계속해서 주장하시겠습니까?

　당신은 설설 녹는 세치 혀의 즐거움을 위해 혈관을 틀어막고 119 구급차를 타시겠습니까? 채소·과일식으로 혈관을 뚫어 100세까지 산뜻하고 가벼운 몸으로 사시겠습니까? 이 역시 선택은 당신의 몫입니다. 그러나 무리 지어 사는 사회적 동물인 우리 인간은 고기를 먹지 않고 살 수는 없는 노릇입니다.

　'너도 채식주의자니?'라든지, '요즘 비건이 유행이라던데…'라든지, '너는 참 특이한 애야!'라는 소리를 계속해서 들으면서 왕따로 살 수는 없는 노릇이기 때문입니다. 그래서 제가 앞 3장에서 상추를 강조한 것입니다. 고깃집에 가시더라도 '샐러드 셀프바'가 있는 곳으로 가서 파무침과 마늘과 양파를 상추에 가득 쌈으로 싸서 드시라고 강조한 것입니다.

세상에서 가장 나쁜 음식은
독약 다음에 가공육입니다

석쇠에 고기를 구우면 벤조피렌Benzopyrene이라는 1급 발암물질이 나온다는 사실은 요즘 상식에 속합니다. 국제암연구기관IARC은 적색육(각종 빨간색 살코기)을 2급 발암물질로 규정한 바 있습니다. 그러면 1급 발암물질에는 어떤 것들이 있을까요? 석면, 담배, 가공육 등입니다. 그러니까 가공육(소시지, 햄 등)을 먹는 것은 담배를 피우거나 석면을 들이마시는 것과 같은 효과가 있다는 말입니다. 초등학교 건물에 석면이 들어있다고 석면철거를 주장하는 학부모들이, 아이들 건강을 위해 소시지와 햄을 영양식이라고 먹이는 어처구니없는 일들이 오늘도 내일도 자행되고 있다는 말입니다.

저는 세상에서 가장 나쁜 음식이 독약 다음에 가공육이라고 주장합니다. 가공육에는 너무도 많은 화학물질이 첨가되는데요. 색깔을 선명하게 보이게 하는 발색제와 고기를 오래 보존하게 하는 보존제로 아질산염Sodium Nitrite 등이 투하됩니다. 아질산염은 살충제의 원료이기도 합니다. 핑크빛으로 예쁘게 보이는 스팸SPAM이나 소시지 뒷면 성분표를 볼까요?

폴리인산나트륨, 피로인산나트륨, 메타인산나트륨, 카라기난, 아질산나트륨(발색제)…. 끝도 없이 이어집니다. 식품 회사에서 자신 있게 발표하는 것만 이 정도인데 밝히지 않은 것은 어느 정도일지 당신의 상상력에 맡기겠습니다. 한때 성분표시도 하지 않은 채 소시지 등을 판매한 혐의로 유통업자들이 입건된 사례(대구MBC 2016.10.24)도 있었으니 말입니다.

얼마 전 '초가공 식품(가공육)'이 사람을 죽인다는 연구 결과도 나왔습니다(한국경제 2023.05.18). 이상아 강원대 의대 예방의학과 교수팀이 2004~2013년 질병관리청의 코호트HEXA 연구에 참여한 성인 11만 3,576명을 대상으로 '초가공 식품과 사망의 상관성'을 분석한 결과를 발표했는데요. 내용은 다음과 같습니다.

"육류와 생선을 가공한 가공육을 즐겨 먹으면 사망 위험이 24%나 늘어났다. 남성의 경우 초가공된 우유와 두유를 많이 먹은 남성의 사망률 역시 해당 음식을 적게 먹은 남성보다 10% 높았다. 스페인의 한 연구에서도 초가공 식품을 매일 4회 이상 섭취하면 사망 위험이 62% 증가한 것으로 나타난 바 있다."

무려 10년간 진행된 장기간 연구였습니다. 11만 명이 넘는 사람을 대상으로 한 대규모 연구 결과입니다. 강원대 의대 예방 의학과 양심 의사들은 식품 회사의 연구비를 한 푼도 지원받지 않았습니다. '왜 이 의사는 이렇게 말하고 저 의사는 저렇게 말할까?'라고 당신은 갸우뚱합니다. '무슨 성분은 어디에 좋다는데 왜 의견들이 다를까?'라며 당신은 또 갸우뚱합니다. 식품 회사나 제약 회사의 연구비를 지원받은 전문가의 연구 발표를, 그 회사들의 광고비를 지원받는 방송이 자꾸 혼란스러운 논리를 펴기 때문입니다. 혼란스러운 당신은 '에라 모르겠다. 의사가 좋다면 좋은 거겠지'라고 생각조차 포기해버립니다. 당신이 그렇게 포기해버린다면 저 연구에 포함된 11만 3,576 중 사망 위험 24% 안에 들어간 셈입니다.

가능하면 육류를 드시지 말기를 추천합니다. 굳이 드시겠다면 소나 돼지를 방목해서 목초를 먹인 고기, 그중 기름이 적은 안심 부위를 드시기 바랍니다. 알루미늄포일을 깔고 그 위에 김치나 고기를 올려놓으면 중금속을 같이 먹는 셈이니 가능하면 수육처럼 삶아서 드시고 각종 채소로 쌈을 싸서 드셔서 독소 배출을 함께 해주시기를 부탁드립니다.

추석이나 설날에 잔치 음식을 잔뜩 먹고 난 후 다음 날 아침, 당신은 더부룩한 불쾌감과 늘어난 2~3kg의 몸을 이끌고 출근한 경험이 있을 것입니다. 힘이 난다는 고기를 먹었는데 어찌 된 일일까요? 육류 위주의 잔치 음식은 우리 몸에 에너지를 제공할 수 없기 때문입니다. 그것은 생명력 있는 음식이 아닙니다. 요리 과정에서 생명력이 다 파괴되었고 엄청난 양의 가스를 발생시킬 뿐입니다.

가끔 잡식雜食(이것저것 함께 섞어 먹는)을 하는 경우는 어쩔 수 없습니다. 우리 인간은 무리를 지어 사는 사회적인 동물이기 때문입니다. 모든 영장류는 무리지어 삽니다. 긴팔원숭이와 오랑우탄과 고릴라와 침팬지와 인간 등의 모든 영장류들은 혼자 살 수 없는 동물입니다. 서로의 경험을 나누며 수천만 년을 진화했기 때문에 그 자손들이 현재까지 살아오고 있다는 말입니다. 따라서 당신이 친구나 가족과 함께 잡식을 한다고 할지라도 크게 염려하지 마시기 바랍니다.

당신이 로빈슨 크루소처럼 산속이나 섬에서 채소와 과일만을 먹고 혼자 산다면 당신은 외로움에 조기 사망할 것입니다. 논어論語

에는 화이부동和而不同이라는 말이 있습니다. '현자賢者는 남과 화목하게 지내기는 하지만 함부로 따라하지 않는다'라는 말입니다. 추석이나 설날에 친척들과 어울려서 잡식을 할지라도 다음 날부터 깨끗한 음식으로 돌아오라는 저의 간곡한 부탁입니다.

입 냄새가 아니라 장에서
고기가 부패하는 냄새입니다

흥미로운 것은 고기를 좋아하는 사람은 비록 관장이나 장세척을 받아도 몸이나 입에서 부패한 냄새가 난다는 사실입니다. 이것은 불가피한 현상입니다. 2장에서 말씀드린 것처럼 입에서 항문까지는 뚫려 있습니다. 가장 아랫부분(대장)에서 완전히 분해되지도 배출되지도 못한 노폐물의 냄새는 입으로 올라오게 되어 있습니다. 그것은 입 냄새가 아니라 '소화되지 못하고 배출되지 못한 쓰레기 냄새'입니다. 거의 모든 육류 음식은 동물이 분비한 과도한 양의 아드레날린Adrenalin 호르몬을 머금고 있습니다. 아드레날린샘(부신 副腎)은 신장(콩팥) 위에 붙어 있는 작은 모자처럼 생긴 분비샘입니다. 모든 동물이 분비하는 아드레날린은 극도로 강해서 마치 핵폭

탄에 비유되기도 합니다. 아드레날린 한 방울이 혈관으로 분비되는 순간 즉시 그 강도가 10억 내지 20억 분의 일로 희석됩니다. 이 것은 마치 2,200만 L의 물에 잉크 한 방울을 떨어뜨리는 것과 같습니다.

이 아드레날린이 조절되지 않으면 얼마나 강력한 독성분이 되는지 이해가 갈 것입니다. 우리가 화가 나거나 두려움에 빠질 때마다 아드레날린샘이 활성화되어 점점 더 많은 양의 아드레날린이 혈액 속으로 뿜어져 들어가게 됩니다. 도살되러 끌려가는 동물들이 극도의 공포에 사로잡히게 되는 것은 사람과 다를 바 없습니다. 과도하게 분비된 아드레날린은 그 동물의 몸을 더럽게 됩니다. 그리고 그 더럽혀진 동물의 사체를 우리 인간이 먹게 되는 셈입니다.

육식은 오늘날까지 수천 년 동안 답습해온 생활양식입니다. 우리 호모사피엔스는 700만 년 전 아프리카에서 진화를 시작했습니다. 침팬지에서 분화되어 나무에서 내려왔는데, 아프리카의 중동부 지형이 대륙의 활동으로 솟아올라, 왼쪽(서쪽)은 밀림으로 남아 있었으나 오른쪽(동쪽)은 열대초원인 사바나 지형으로 바뀌었기 때문입니다. 동쪽에 있었던 우리 인류의 조상은 나무에서 내려올 수밖에 없었고 밀림에서 먹던 과일과 채소는 항상 부족했습니다. 우리의 조상들은 그 부족한 음식을 산불과 같은 천재지변으로 사망한 동물들의 사체(불에 익혀진)에 어느 정도 의지할 수밖에 없었던 것도 사실입니다. 인간은 동물의 사체를 먹는 동물이 아니라며 존 맥두걸John A. Macdougall박사는 〈어느 채식의사의 고백〉The Starch Solution에서 다음과 같이 갈파합니다.

"호모사피엔스 이전의 네안데르탈인(동시대를 같이 산 것으로 추측된다)은 거의 육식을 했다. 과학자들이 그들의 뼈를 분석한 결과 그들의 수명이 30세를 넘은 경우를 발견할 수 없었다. 그 후 현생인류인 호모사피엔스는 20만 년 동안 채식을 위주로 해왔다. 현생인류가 채식주의자였다는 증거는 넘쳐난다. 우리의 DNA는 그렇게 진화해왔다. 아주 가끔 인간도 육식을 했는데, 과일이나 뿌리식물이 부족했을 때뿐이었다."

(존 맥두걸 저, 강신원 역, 어느 채식의사의 고백-사이몬북스, 2021년, 277쪽)

그리고 끝없이 이동하던 인류의 조상들은 1만 년 전 농사를 시작하고 가축을 기르면서 육식을 당연시하게 되었습니다. 700만 년에 비하면 최근의 1만 년은 그야말로 뉴에이지New Age인 셈입니다. 침팬지와 유전자가 99.6% 유사하다는 과학적 분석은 무엇을 의미하는 것일까요? 유전자로 볼 때도 우리는 침팬지에서 크게 벗어나지 못합니다. 그럼 침팬지는 무엇을 먹는 동물일까요? 그렇습니다.

과일과 채소를 먹는 동물입니다. 침팬지는 나무 위에 매달려 과일과 나뭇잎을 먹습니다. 가끔씩 육식을 할 때도 있는데 전체 식사에서 1%를 차지하지 못합니다.

저는 지금 '채소와 과일과 무첨가 주스를 먹지 않으면 죽는다'고 당신에게 협박하는 것이 아닙니다. 인류 원형의 음식을 먹으면 비만과 질병과 노화에서 해방되는 이유를 설명하고 있을 뿐입니다. 어리석은 우리 인간은 뉴에이지 음식인 고기를 열심히 먹다가 결국 그 대가를 치르고 있다고 설명할 뿐입니다.

제 경험에 의하면 채소와 과일을 주식으로 하고 무첨가 주스를 알맞게 마시는 사람 중에서 최근 10년이 지나는 동안 질병으로 고생하는 사람을 단 한 사람도 본 적이 없습니다. 반면에 제가 상담한 환자 중에서 류머티즘, 신경염, 좌골신경통 등을 앓는 사람 치고 고기를 좋아하지 않는 사람을 만나지 못하였습니다.

가끔 '옛날 조선 시대 고기를 못 먹던 시절, 즉 어쩔 수 없이 식물만 먹던 시절에는 왜 사람들의 수명이 짧았냐'고 질문하시는 분들이 있습니다. 조선 시대에 과일은 아주 귀한 음식이었습니다. 제사상에나 올렸던 귀한 음식이었습니다. 또한 북에서 넘어오신 탈북민들의 경우, 한국에서 가장 놀란 점 중의 하나로 '엄청나게 많은 과일'을 꼽습니다. 추운 지방에서 과일 키우기가 힘든 이유이기도 하겠지요. 저는 현대인의 수명이 늘어난 이유로 (1)'상하수도 시설의 완비'와 (2)'과도한 육체노동에서의 해방' 그리고 (3)'풍부해진 채소와 과일'을 꼽습니다. 그중에서도 저는 '채소와 과일의 풍부함'을 1순위로 꼽는데요. 가령 몽골의 경우 그들은 거의 육식 위주로 살다가, 1980년대 소비에트연방이 해체되자 중국의 채소와 과일이 들어오면서 수명이 남성 60세→66세/여성 65세→76세로 비약적인 성장을 보이고 있습니다. 몽골인들은 '산 음식을 먹으면 오래 살고, 죽은 음식을 먹으면 일찍 죽는다'라는 저의 명제를 직접 보여주고 있다고 생각합니다.

물론 저는 제가 이렇게 애쓴다고 해도 당신의 식습관을 당장 바꿀 수 없다는 사실을 잘 알고 있습니다. 우리 인간은 각자가 스스로 원하는 대로 먹거나 생활할 권리가 있습니다. 저는 오직 바른길을 제시하는 일뿐입니다. 저 또한 개인적으로도 힘들게 이 교훈을 배웠습니다. 저는 단 한 번도 무슨 무슨 이론을 접해서 만족해본 적이 없습니다. 제가 직접 시도해 보고 스스로 만족스러운 결과를 얻어야만 받아들였습니다. 이론 자체가 아니라 실제 그 결과만이 이론을 증명할 수 있다는 것이 저의 철학입니다.

때때로 저를 잘 모르는 사람들은 제가 고기나 생선을 거의 먹지 않는다는 사실을 알게 되면 '도대체 당신은 어디서 단백질을 섭취합니까?'라는 질문을 하곤 합니다. 이 질문은 '채식과 육식'에 관련된 대화에서 가장 자주 거론되는 주제라는 사실을 저 또한 잘 알고 있습니다. 그런데 이는 인간의 몸속 세포와 조직에 대한 지식이 얼마나 부족한지를 단편적으로 보여주는 사실이기도 합니다. 이는 또한 육류와 같이 농축된 단백질을 소화시키는 과정이 얼마나 힘든 일인지 모르는 것을 증명하며, 육식이 인간의 건강과 수명에 치명적인 영향을 주는지 모르는 것도 증명해줍니다.

당신이 가장 먼저 알아야 할 명확한 사실은, 인간의 몸은 육류와 생선과 같은 살코기의 단백질 그 자체를 직접 활용할 수 없다는 사실입니다. 단백질은 반드시 몸 안에서 먼저 분자와 원자로 분해되어야만 합니다. 그런 후에 그 원자와 분자들을 우리 몸에 필요한 아미노산으로 재결합시켜야 합니다. 그 결과로 생성된 아미노산은 우리가 먹은 고기를 구성하고 있는 아미노산들과 전혀 다른 종류의 것일 수도 있습니다. 단백질을 먹는다고 해서 단백질이 생기지 않는다는 말입니다.

이러한 소화분해 과정에서 우리의 소화기관들은 매우 과중한 일을 해야 하는데, 그 결과로 과도한 분량의 요산尿酸, Uric Acid이 발생하게 됩니다. 이 요산은 결국 체내로 흡수되어 상당 부분이 근육에 저장됩니다. 계속해서 육류를 섭취하면 근육 부위에 요산이 포화상태에 이르게 되는데요. 그렇게 되면 요산은 결정結晶 과정을 거쳐 아주 미세한 요산 결정체를 근육 속에 형성하게 됩니다. 그 결정체는 마치 가늘게 부서진 유리 파편과도 같은 것입니다.

손마디나 발가락 마디 등의 관절이 툭 튀어나온 분들은 대부분 요산 수치가 높은 분들입니다. 요산의 배출이 원활하지 못하면 요산 결정체가 그곳에 쌓이는 경향이 있습니다. 사태가 여기에 이르면 진짜 문제가 시작됩니다. 우리가 근육을 움직일 때마다 이 미세하고 날카로운 조각들이 둘러싸고 있는 신경조직을 찢고 파고들게 됩니다. 그 결과로 마치 고문당하는 것 같은 고통을 받게 되는데, 이를 류머티즘, 신경통 등으로 부릅니다.

과도한 육류 섭취로 인한 신경통으로 흔히 통풍痛風이라 불립니다. 바람만 스쳐도 통증이 느껴진다 해서 붙여진 이름입니다. 이 통풍은 현대 의학으로도 근본적인 치료가 불가능합니다. 근육과 신경 속에 박힌 수천수만의 미세 조각들을 무슨 재주로 제거한다는 말입니까?

몸짱으로 유명한 가수 김종국 씨가 통풍 진단을 받아서 화제가 되었던 적이 있습니다. 그는 아주 오랫동안 단백질 제품의 광고 모델로 일해왔습니다. 고기를 좋아하고 단백질 영양제까지 먹는다면 통풍에 안 걸릴 수가 없습니다. 요산 결정체도 인간의 몸에서 형성된 노폐물에 불과합니다. 현대 의학에 의지하지 마시고 과일과 채소와 무첨가 주스로 완전히 배출하시기 부탁드립니다.

우유의 카세인은
결핵과 폐렴을 일으킵니다

저도 역시 우유를 먹고 자랐습니다. 저 때는 초등학교에서 무조건 우유 무상급식을 했습니다. 그런데 어느 날부터 많은 양심 의사들과 학부모들이 방송에 나와 우유의 해악에 대해 말하기 시작했습니다. 이후 우유 때문에 비염과 아토피로 고생하는 아이들이 속출하자 '우유가 무조건 몸에 좋은 것은 아니다'라고 인식이 바뀌게 되었는데요. 지금은, 의무였던 우유 무상급식이 지방교육청이나 학교장 재량으로 선택할 수 있게 바뀌었습니다.

1970년대에는 '우량아 선발 대회'라는 것이 있었는데요. 바로 분유 회사에 홍보용으로 하던 행사로 1988 올림픽 전후에 사라졌습니다. 우리나라가 가난했던 시절엔 힘들게 모유를 먹이는 것보다 깡통에 들어있어 위생적으로 보이는 분유를 먹이는 것이 '있는 집 자식'들의 이유식이었을 것입니다. 가난해서 먹을 것이 없던 엄마가 젖이 안 나와서 옆집 아주머니의 가슴을 빌리는 '젖동냥'이 있을 정도였습니다. 서양에서는 쓰레기라 불리는 황도 등의 과일 통 조림을, 가난했던 시절엔 병원에 위문 갈 때 가져가는 필수품이었으니 말해 다 무엇하겠습니까? 환자가 빨리 회복하라고 '쓰레기 음식'을 선물로 가져가는 웃지 못할 광경이었습니다.

제가 앞에서 말씀드린 것처럼 우리의 생각은 우리가 창조한 고유의 생각이 아닙니다. 매스컴과 상업자본주의에 의해 강요되고 프로그래밍 된 생각입니다. '무슨 무슨 성분이 몸에 좋대'라고 누군가 말할 때, 항상 의문을 가지고 진실에 도달하려는 자세를 가지지 않는다면 우리는 또 다시 그들의 먹이가 될 뿐입니다.

우량아 선발 대회는 '모유의 영양학적 진실'에 밀려 사라졌습니다. 앞에서 말씀드린 남자아이의 포경수술도, 산모의 고통에서 해방시켜준다는 제왕절개술도, 신의 실수이자 어린이의 필수품인 '편도선 수술'도 모두 새로 밝혀진 진실에 밀려 사라지고 있습니다.

얼마나 많은 '돈 되는 수술'이 나타났다가 사라져야 사람들은 진실을 알게 될까요? 비틀즈의 '렛잇비'Let It Be라는 노래가 생각납니다. 저는 이 제목을 '냅둬유'라는 사투리로 비틀어서 새롭게 번역

했던 기억이 납니다.

When I find myself in times of trouble Mother Mary
comes to me Speaking words of wisdom, let it be. And
in my hour of darkness She is standing right in front of
me Speaking words of wisdom, let it be. There will be
an answer, let it be~
내가 힘들 때마다 어머니는 지혜의 말씀을 건네주셨지, 내버려 두
어라! 내가 어둠의 시간 속에 서 있을 때 내 앞에 밝게 서서 지혜의
말씀을 건네 주셨지, 내버려 두어라! 그곳에 답이 있단다. 내버려 두
어라!

자연 상태로 내버려두면 될 것을 왜 인간은 이익을 남기기 위해
자연에 역행하는 행위를 하는 걸까요? 저는 '아주 단순하게 생각해
야 진실에 도달한다'라는 사고방식을 가지고 있습니다. 인간의 아
기는 엄마의 젖을 먹는 동물이고, 소의 아기(송아지)는 소의 젖을 먹
는 동물이고, 개의 아기(강아지)는 개의 젖을 먹는 동물입니다. 이
것이 자연의 순리입니다. 그렇게 진화했기 때문입니다. 굳이 과학
적으로 따지고 분석할 필요를 저는 전혀 못 느낍니다.

그러나 과학적인 숫자와 용어를 좋아하시는 당신을 위해서 1

가지만 분명히 밝혀둡니다. 바로 우유에 숨어있는 카세인^{Casein}입니다. 모든 젖에는 카세인이라는 성분의 단백질이 있습니다. 그런데 우유에는 모유보다 카세인이 300배나 더 많이 들어있습니다. 모유에는 7%의 단백질이 있고 우유에는 20%의 단백질이 함유되어 있는데 우유에 함유되어 있는 단백질의 주성분이 바로 카세인(87%)입니다.

카세인은 위장 안에서 응고되어 크고 질기며 빡빡하고 소화하기 힘든 덩어리를 형성하는데, 이는 4개의 위장으로 구성된 소의 소화기관에 적합한 것입니다. 일단 사람의 몸으로 들어가면 이 두껍고 끈적이는 물질은 몸에 어마어마한 부담을 지우게 됩니다. 인체는 어떻게든 이것을 배출해야 하기 때문입니다. 이것을 처리하는 데 엄청난 양의 에너지가 소모되어야만 한다는 말입니다.

소비자들의 반발심을 눈치챈 식품 회사들은 드디어 카세인이 안 들어간 분유를 비싸게 팔기 시작했습니다. 카세인이 없는 믹스커피도 나왔습니다. 스스로 양심선언을 한 꼴이 되었습니다. 어느 식품회사의 A 부서에서는 카세인 듬뿍 든 우유를 팔고, 같은 회사의 B 부서에서는 카세인이 없는 분유를 파는 어처구니없는 일이 발생합니다. 불행하게도 이 끈적끈적한 물질의 일부는 굳어져서 창자의 내벽에 붙어버립니다. 당연히 다른 영양분이 몸으로 흡수되는 것을 막습니다. 또한 우유를 소화하는 과정에서 생긴 부산물은 몸에 상당히 많은 독성 점액을 남깁니다. 이 독성 점액은 산도가 매우 높을 뿐 아니라, 그중 일부는 나중에 그것이 처리될 수 있을 때까지 몸의 어느 한쪽에 오랫동안 저장됩니다.

집의 먼지를 털어내기 전에 풀을 쑤어서 모든 가구 위에 발라보십시오. 그리고 먼지를 털어보시기 바랍니다. 우리 몸은 엉망진창으로 뒤엉킬 뿐입니다. 우유 뿐만 아니라 치즈나 버터와 같은 각종 유제품도 우리 몸속에서 이와 똑같은 역할을 합니다. 목공작업에서 접착제가 하는 역할을 우리 몸속에서 카세인이 한다는 말입니다. 어린이부터 노인까지 우유를 계속 마시면 인체에 해로운 점액질이 생기게 됩니다. 비염으로 고생하는 사람은 대부분 우유를 많이 마시는 사람입니다. 카세인이 몸의 배출구를 틀어막기 때문에 생기는 현상입니다. 결핵과 폐렴 또한 모두 몸 안에 과도하게 쌓인 점액질의 결과로 생기는 병입니다.

우유牛乳는 글자 그대로 송아지牛가 먹는 젖乳입니다. 모든 포유류哺乳類, Mammal는 그 어미의 젖으로 아이를 키웁니다. 먹일 포哺, 젖 유乳를 사용하는 이유입니다. 포유류에는 3가지가 있는데요. 태반류胎盘类, Placentalia, 단공류單孔類, Monotreme, 유대류有袋類, Marsupialia로 나뉩니다. 인간이나 소나 고양이처럼 태반에서 성장한다고 해서 태반류, 오리너구리나 바늘두더지처럼 알에서 성장한다고 해서 단공류, 캥거루나 코알라처럼 주머니에서 성장한다고 해서 유대류입니다. 알에서 나오자마자 벌레 등의 먹이를 먹는 새들과 달리, 알에서 나와 어미의 젖을 먹는 단공류가 있다는 점도 신기합니다.

이처럼 자연은 참으로 신비롭습니다. 우리는 자연을 함부로 분석하거나 평가해서는 안 된다는 것이 저의 생각입니다. 저는 개인적으로 '자연을 사랑하는 행위'를 멈추어야 한다고 생각합니다. 간섭하지 말고 내버려 두어야 한다는 뜻입니다. 자연을 사랑한답시고 산이나 공원에 '해충 포집기'를 설치하는데요. 벌레를 그렇게 잡아 가두면 새들은 무엇을 먹고산다는 말입니까? 새들은 나무의 씨앗을 먹고 배설해서 먼 곳까지 식물의 종자를 퍼트리는 역할도 합니다. 새들은 또한 대형동물인 코끼리나 코뿔소의 대변에 아직 소화되지 못한 씨앗(과육이 남아 있는)을 먹고 그 씨앗을 널리 퍼트림으로써 자연의 순환을 완성합니다.

새가 씨앗만 퍼트리는 일만 하는 것이 아닙니다. '웅덩이의 미스터리'라는 말이 있습니다. '물고기는 비와 함께 떨어진다'라는 말도 있습니다. 고여 있는 웅덩이에 물고기가 생기는 이유를 아시는지요? 강이나 냇물과 연결되지 않은 작은 웅덩이입니다. 하늘에서 떨어지는 것도 아닌데 어떻게 물고기가 생겼을까요? 잘못 아셨습니다. 물고기는 하늘에서 떨어집니다. 새가 물고기를 잡아먹고 그 물고기 속에 있는 알을 '깊은 산속 웅달샘'에서 물을 먹으러 왔다가 소화되지 않은 알들을 배설했기 때문입니다. 그 알들이 부화해서 물고기가 생긴 것입니다.

2020년 미국국립과학원회보PNAS에 헝가리 다뉴브연구소Danube Institute 생물학자들의 논문이 실렸습니다. 학자들은 청둥오리에게 붕어 알 500개와 잉어 알 500개를 먹였습니다. 청둥오리가 변으로 배설한 알을 분석해보니 1,000개 중에 18개(0.2%)를 배설했는데요. 그중 12개의 알에서 물고기의 배아胚芽, 그러니까 새끼 물고기가 밖으로 나오려고 발버둥 치는 것을 발견했습니다. 새들이 물고기를 먹고 모두 소화시키지 못했기 때문입니다.

앞에서 말씀드린 모든 생물의 1차 목적인 생존에 실패(사망)한 물고기는 2차 목적인 번식에는 성공함으로써 자손을 멀리 퍼뜨리고 지구에 활기를 불어넣는다는 말입니다. 한때 웅덩이를 소독한답시고 농약을 뿌리기도 했던 우리는 어리석은 인간입니다. 자연을 사랑한답시고 산이나 들판에 별의별 것을 자꾸 설치하는 것은 그것이야말로 자연을 해치는 일입니다. 렛잇비Let It Be, 간섭하지 말고 내버려 두어야 합니다.

포유류는 어미의 젖을 먹고 폭발적인 성장을 합니다. 그래서 모유에는 단백질이 70%는 돼야 할 것처럼 느껴집니다. 그러나 사실 7%밖에 되지 않습니다. 우리 인간은 유아기에 7%의 단백질을 섭취하며 현생인류로 진화했다는 점을 알아야 합니다. 동물성 식품의 소비를 위해서 식품 회사들이 단백질의 중요함을 강조한 이유가 결국에는 그들의 돈을 벌기 위함이라는 사실을 우리는 깨우쳐야 합니다.

몽골의 자연 목초지 등 야생 상태의 소에서 나오는 우유의 영양에 대해서는 저도 나름 어느 정도 인정합니다. 과일과 채소를 거의 먹지 못하는 추운 지방에서는 어쩔 수 없이 무엇이든 먹어서 생명을 유지해야 합니다. 백번 양보해서 우유가 몸에 좋다고 해도 우리가 진짜 우유(몽골 초원에서 방목한 소에서 나오는)를 먹을 가능성은 제로(0)입니다. 우리가 먹는 가짜 우유는 멸균, 살균하고 대량유통을 하면 곰팡이 독소가 생기고 발암물질인 벤조피렌Benzopyrene부터 아크릴아마이드Acrylamide 등 담배와 똑같은 수천 종류의 화학물질이 발생한다는 사실도 속속 알려지고 있습니다.

우유가 몸에 나쁘다니까 저지방 우유가 나오고, 산양유 단백질 분말이 나옵니다. 무슨 무슨 성분 때문에 몸에 좋다는 치즈와 버터가 연이어 따라옵니다. 하지만 그 완전식품이라는 우유도 다 자란 성체 소에게는 도움이 안 됩니다. 모유가 인간 성인에게 도움이 되지 않는 것과 똑같은 이유입니다. 다 자란 소에게 우유를 먹이는 멍청한 농장주는 없을 것입니다. 그런데 1가지 예외가 있으니 건강에 좋다고 매일 우유를 마시는 성인, 바로 당신입니다.

그렇다면 무엇을
어떻게 먹을 것인가요?

제가 산 음식을 강조하면 당신은 이렇게 질문합니다. "채소와 과일만 먹고 어떻게 살라는 말입니까?" 맞습니다. 당신의 말이 맞습니다. 가령 아침에 무첨가 주스를 먹고 출근하고 점심에 사과와 바나나를 먹고 퇴근해서 집에 들어오는데 으슬으슬 저녁 비가 내립니다. 날씨가 엄청 춥고 눈 내리는 겨울에 밖에서 들어오면 따뜻한 국물이 생각납니다. 도저히 과일과 채소를 먹고 싶은 생각이 들지 않습니다.

인류의 조상이라 불리는 침팬지는 아직도 밀림에서 과일과 나뭇잎을 먹고 있습니다. 그러나 우리 호모사피엔스는 아프리카 대륙에서 유럽과 아시아 등 추운 지방으로 이동하면서 불을 발명해서 목숨을 이어왔습니다. 일종의 살기 위한 자구책입니다. 시베리아 한복판에서 어찌 채소와 과일을 구한다는 말입니까?

그래서 저는 7대3의 법칙으로 드시라고 강조합니다. 과일과 채소와 무첨가 주스를 7로 하고 나머지는 3은 마음껏(?) 드셔도 좋다고 말합니다. 그렇지만 이 '마음껏'에도 순서가 있습니다. 저는 몸에 좋은 음식 순서를 다음과 같이 정하고 있습니다.

> **■몸에 좋은 음식 순서**
>
> (1) 산 음식(채소, 과일, 무첨가 주스 등)
> (2) 익힌 통곡물(현미밥, 나물, 고구마, 감자 등)
> (3) 각종 육류(고기, 생선, 계란, 우유, 유제품 등)
> (4) 공장 음식(빵, 과자, 케이크, 라면 등)
> (5) 가공육(소세지, 햄, 베이컨 등)

위 표에서 보시는 것처럼 (1)번을 주식으로 하고 (2)번을 '마음껏 음식'으로 하면 됩니다. 국물이 생각나시면 멸치 대신에 표고버섯과 다시마와 양파로 육수를 내면 맛이 깔끔합니다. 그 육수에 감잣국이 생각나면 감자를, 두부찌개가 생각나면 두부와 된장 등을 넣으시면 됩니다. 따뜻한 국물에 현미밥을 해 드셔도 좋겠고 감자나 고구마를 쪄서 드셔도 좋습니다.

이처럼 육류(3)나 공장 음식(4)이나 가공육(5)을 먹지 않고 오직 채소와 과일과 곡물만으로 식사하는 것을 '자연식물식'이라고 합니다. 서양에서는 일찍이 Whole Food Plant-based Diet(자연의 식물에 기반한 식단)이라는 이름으로 널리 알려져 있습니다. 우리나라에도 현미 채식의 선구자 황성수 박사 등 많은 분이 자연식물식을 계속 주창하고 계십니다. 서양에서는 일찍이 존 맥두걸 박사가 〈맥두걸 박사의 자연식물식〉The McDougall Program for Maximum Weight Loss을 펴내면서 최근까지 50~60년 동안 열렬한 호응을 얻고 있습니다. 동물해방을 주장하는 비건Vegan과는 조금 다른 개념입니다. 비건이 육류만 없으면 가공된 채식도 허용하는 반면, 자연식물식은 육류도 가공된 채식도 허용하지 않는 '순수 채식'이라고 보면 됩니다.

7대3의 법칙에서 7을 채소와 과일과 무첨가 주스로 드시고 나머지 3은 마음껏 드십시오. 그 '마음껏 음식'의 3을, 위에 있는 (2)번 각종 익힌 통곡물로 채우신다면 당신은 100점 만점에 120점이 되는 셈입니다. 매일매일 몸속 쓰레기가 1도 남지 않게 배출하는 식단이기 때문입니다. 특수한 상황(독가스실에 들어가 있는 등)이 아니라면 비만과 질병에 도저히 걸릴 수가 없다고 확신합니다.

3년 넘어 30년 동안
이 길로 가겠습니다

(서현나, 강원도 인제, 42세 여성)

저는 미디어에서 줄곧 봐 왔던 서구식의 패턴으로 식단을 관리했습니다. 아침에는 베이글과 원두커피 1잔, 시리얼과 달걀을 먹으면서 '이 정도면 멋지지 않아?'라고 생각하며 '잘 살고 있다'라고 만족했습니다. 소위 말하는 선진문화 대열에 합류하고 있다고 착각했던 것입니다. 10년 전부터는 영양제와 건강보조식품에 발을 들여놓기 시작했습니다. 주변 사람들이 저마다 영양제를 챙겨먹는 모습을 보고 내심 불안해지기 시작했습니다. 그러나 영양제를 한 움큼씩 털어 넣을수록 나의 위장은 기력을 잃어가는 느낌이었습니다. 위경련 증상으로 응급실로 행하는 횟수가 늘어났습니다. 피부는 점점 검게 변해가고 푸석한 피부와 원인 모를 두드러기 등으로 고생하기 시작했습니다.

그 원인을 도무지 알 수가 없었습니다. 원인을 알고자 수많은 대학병원과 한방병원을 찾아다녔지만 모두 '스트레스성'이라는 진단만 받았을 뿐이었습니다. 그러던 어느 날 저녁, 원두커피를 진하게 몇 잔을 마셨었는데, 갑자기 위장의 통증이 심해져서 방바닥에서 데굴데굴 구르다가 끝내는 병원 응급실에 실려 갔습니다. 그러나 별다른 방법 없이 수액을 맞고 퇴원했는데, 이때 정확하게 알게되었습니다. 지금까지 겪었던 위장 질환의 근본 이유가 커피였다는 사실을 말입니다.

커피의 진실을 자세히 찾아보게 되었고 때마침 조승우 원장님의 동영상을 접하게 되었습니다. 이제 내가 첫 번째로 할 일은 식습관의 개념 자체를 바꾸는 일이었습니다. 머리로 아는 것과 실천으로 옮기는 것은 그 간극이 너무나도 컸습니다. 커피를 끊고 채소·과일식을 시작한 지 2달 반쯤 되어갑니다. 비록 짧은 기간이지만 그 동안에도 변화한 것들이 크게 4가지가 있습니다.

첫 번째는 변비가 사라졌습니다. 변비를 해결하려고 일부러 커피를 많이 마셨는데 그 변비가 채소·과일식으로 저절로 사라졌습니다. 나는 '원래 변비가 있는 사람'이 아니었던 것입니다. 배변은 아주 쉬워졌고 정해진 시간에 화장실을 갈 수 있게 되었습니다.

두 번째는 맑아진 피부입니다. 변비가 해결되면서 동시에 칙칙했던 피부가 환해지기 시작했습니다. 크림을 바르지 않아도 얼굴색이 맑아졌으며 반들반들 윤기가 흘렀고 잡티도 옅어졌습니다. 그리고 눈 밑의 다크서클 또한 몰라보게 옅어져 갔습니다. 친구와 영상통화를 하는데 '다크서클이 어디 갔냐', '무슨 일이 있었던 거냐'라는 질문을 받기도 하였습니다.

세 번째는 맑아진 정신입니다. 머리가 항상 묵직하고 무엇을 생각하려면 회로가 멈춰있는 듯한 답답함을 느꼈는데, 채소·과일식 이후 묵직했던 증상이 사라지면서 한결 맑아지고 똘똘해진 기분이었습니다.

마지막으로 채소와 과일, 견과류와 현미밥을 먹고 싶은 만큼 충분히 먹었더니 허기짐의 증상은 없어지고 디저트에 대한 갈망 또한 사라졌습니다. 억지로 안 먹으려 하는 것이 아니라 신기하게도 자연스럽게 먹고 싶지 않게 되었습니다. 몸이 필요로 하지 않기 때문이라는 생각이 듭니다.

이 세상에서 가장 어려운 것이 뭐냐고 묻는다면, 저는 주저 없이 '꾸준함'이라 대답할 것입니다. 어떠한 일이든 3일은 행할 수 있습니다. 그러나 3년 그리고 30년은 즐거움과 당위성이 없으면 행하기 힘들 것입니다. 그 당위성이라는 것은 '반드시 해야 한다'라는 의무감이 아니라 '정신과 육체는 본래 자연과 하나'라는 확신이 뒷

받침될 때 비로소 가능한 일일 것입니다. 저는 앞으로 이런 즐거움
의 당위성을 바탕으로 3년 그리고 30년을 행할 수 있으리라고 믿
습니다.

- 네이버 예방원 카페, 완전 배출 사례 중에서

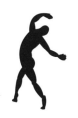

8장

몸에 좋다는
영양제는 어찌할까요?

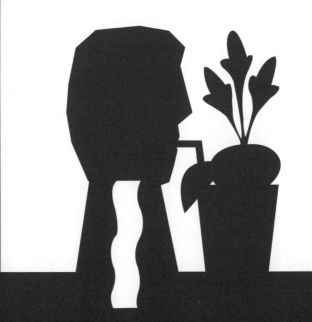

¤¤¤

그 옛날 몸에 좋다는 원기소는 다 어디로 갔나요?

그 옛날 몸에 좋다는 스쿠알렌은 다 어디로 갔나요?

그 옛날 몸에 좋다는 게르마늄 팔찌는 다 어디로 갔나요?

변하는 것은 진실이 아닙니다.

옛날의 그 많던 영양제는
다 어디로 갔을까요?

앞에서 말씀드렸듯이 현재 살아 있는 채식 분야의 큰 스승으로 저는 존 맥두걸 박사를 꼽습니다. 맥두걸 박사의 〈어느 채식의사의 고백〉에 보면 영양제에 대한 명쾌한 답변들이 수록되어 있습니다. 이름하여 '영양제에는 영양이 없다'가 그의 지론인데요. 그는 다음과 같이 말합니다.

"세상의 모든 성분은 서로 유기적으로 결합되어있을 때에만 그 가치가 있다. 어느 한 성분이 몸에 좋다고 하여 그것만을 화학적으로 합성해서 먹는다면 독약이 된다. 공기는 질소 78%와 산소 21%와 1%의 나머지(이산화탄소, 수소, 아르곤, 네온 등) 기체로 구성되어 있다. 만약에 공기가 100%의 질소로 구성되어 있다면? 만약에 공기가 100% 이산화탄소로 구성되어 있다면? 심지어 몸에 좋다는 산소가 100%라면 어떻게 될까? 정답은 사망이다. 그것은 독약이 되기 때문이다."

(존 맥두걸 저, 강신원 역, 어느 채식의사의 고백-사이몬북스, 2021년, 93쪽)

'어떤 한 성분을 화학적으로 합성하면 독약이 된다'라는 것이 맥두걸 박사의 지론입니다. 하늘의 별자리에 관심이 있는 어느 어린이를 생각해봅시다. 영어도 수학도 국어도 팽개치고 하루종일 별자리만 연구합니다. 공부뿐만 아니라 체육에도 미술에도 음악에도 관심이 없습니다. 거기에다 친구들이 놀자고 하면 눈을 흘기고 외면합니다. 사회성도 제로요 친구들과의 공감 능력도 제로입니다. 당신은 이 어린이를 어떻게 생각하십니까?

어떤 음식 중에서 모든 성분을 열로 태운 뒤 한 성분을 추출한 것이 바로 영양제요, '천재 어린이 천문학자'입니다. 당신은 이 어린이를 초대해서 1년 동안 꾸준히 사랑을 듬뿍 담아 키울 자신이 있겠습니까? 이보다 명쾌한 설명이 어디 있을까요?

변하는 것은 진실이 아닙니다. 진실은 변하지 않습니다. 60년대와 70년대에 유행하던 어린이 영양제 '원기소'라는 것이 있었습니다. 보리와 옥수수 분말에 황국균을 접종해 발효시킨 제품이었는데요. 동그란 알약처럼 생겼는데 씹어 먹으면 맛이 고소해서 아이들에게 인기가 있었습니다. 그러나 원기소는 충분히 돈을 벌었는지 지금은 사라졌습니다. 아쉬웠던지 '원기하우스'라는 이름으로 판매되기도 하고 유산균을 첨가해서 '멀티바이오틱스'라는 그럴듯한 이름으로 조금씩 판매되고 있습니다. 그렇게 어린이 영양에 좋다는데 지금은 다 어디로 갔나요?

70년대와 80년대 유행했던 스쿠알렌Squalene이라는 것도 있었습니다. 상어의 간에서 추출한 물질이라고 하면서 항균 효과, 독소 배출, 피부 미용, 면역력 강화에 좋다고 광고해왔습니다. 심해의 상어를 잡아다가 간을 빼낸 다음 거기에 최고의 성분을 조합해서 만들었다는 무시무시한 스쿠알렌…. 이것저것 그렇게 몸에 좋다는데 지금은 다 어디로 갔나요?

한때 게르마늄 팔찌라는 것이 유행했던 적도 있습니다. 무슨 효도 선물이라 해서 부모님께 선물하지 않는 사람은 불효자인 것처럼 위협 마케팅을 하곤 했습니다. 시골 어르신들 중에 게르마늄 팔찌 안 찬 사람이 없을 정도였습니다. 무슨 자석 성분이 들어있어 어르신들 근육 통증에 좋다는 것이었는데요. 면역력 강화, 체력 증강, 노화 방지 등 그 효능 또한 줄줄이 사탕처럼 이어집니다. 그렇게 어르신 몸에 좋다는데 지금은 다 어디로 갔나요?

요즘은 많이 없어졌지만 옛날 시골 오일장에 가면 약장수들이 있었습니다. 이분들이 잘 쓰는 말이 있습니다. "이거 한 알만 잡쉬봐~ 여자들은 피부 미용에 좋고 남자들은 정력에 끝내줘~" 이 반말투의 거만한 약장수들은 여자의 피부와 남자의 정력에 호소합니다. 더 나아가 오줌발이 세지고 당뇨에 좋고 혈압에 좋고 기력회복에 만성질환에 좋고…. 끝이 없습니다. 그 약장수에게 '무좀에도 좋나요?'라고 물으면 100이면 100 '아참, 내가 그 말을 빠트렸네, 무좀에도 특효약이지!!!'라고 할 것입니다. 그렇게 몸에 좋다는데 지금은 다 어디로 갔나요?

지금은 또 콜라겐이니 산양유니 TV만 틀면 홈쇼핑에서 끝도 없이 이어집니다. 이제는 공중파에서 PPL이라는 이름으로 간접광고를 할 정도입니다. 앞에서 언급했던 원기소와 스쿠알렌과 게르마늄 팔찌가 사라졌듯이, 10년 후면 콜라겐과 산양유도 사라지고 또 다른 해괴망측한 이름의 건강식품이 당신의 호주머니를 털기 위해 매스컴에 등장할 것이 뻔합니다.

진실이란 무엇일까요? 60~70년대 가족계획 표어에 이런 것이 있었습니다. 인구 억제 시기였는데요. '덮어놓고 낳다 보면 거지꼴을 못 면한다' 이랬다가 1980대 들어서는 1자녀로 돌아섭니다. '하나씩만 낳아도 삼천리는 초만원' 이랬다가 인구가 줄어들자 1990년대 들어 '자녀에게 가장 큰 선물은 동생입니다.' 이렇게 돌아섭니다. 2,000년대 인구 감소가 시작되자 '가가호호 둘셋 출산 하하하호 희망 한국' 이런 식으로 다둥이를 장려하기 시작합니다. 좌측통행이 법이었다가 지하철 구내에서는 또 우측통행으로 바뀝니다. 어리석은 우리 인간은 갸우뚱 혼란스러울 뿐입니다.

한때 커피 사업을 한답시고 마케팅을 공부한 적이 있습니다. 짐빔Jim Beam이라는 양주 광고에 이런 카피가 있었습니다. '모든 것은 기본으로 돌아간다'Always Come Back to The Classic 휘황찬란한 이름의 양주가 새로 쏟아져도 결국 우리 클래식 스타일의 짐빔 위스키를 따라올 수 없다는 내용의 멋진 카피였습니다. 어떤 영양제도 기본(살아있는 채소와 과일)으로 다시 돌아온다는 뜻으로 저는 나름 해석해봅니다.

초과한 영양 성분은
몸에서 쓰레기가 됩니다

미국의 경우 영양제 시장은 10대 산업에 들어갈 정도로 어마
어마합니다. 우리 한국에서도 TV를 틀면 홈쇼핑에서 영양제 광고
를 많이 합니다. 그런데 자세히 보면 화면 맨 아래쪽에 '위 제품은
질병을 예방하거나 효능을 주는 의약품이 아닙니다'라는 자막이
나옵니다. 질병을 예방하거나 치료하는 목적이 아니라고? 그것은
건강에 도움을 줄 수도 있고 아닐 수도 있다는 말입니다. 대표적인
것이 글루코사민Glucosamine입니다. 관절의 연골을 구성하는 성분이
라 하여 몇 년 전에 엄청나게 인기가 있었던 영양제입니다. 이것은
그냥 연골의 구성성분일 뿐인데 마치 '연골의 합성에 도움을 준다'
라는 뜻을 내포하면서 광고가 대대적으로 행해졌습니다.

2010년 9월 스위스 베른 대학University of Bern 연구팀에서 글루코사민이 효과가 없다는 실험 결과가 나왔습니다. 그리고 관련 제품들은 과장광고로 지적을 받았습니다. 불현듯 시장에서 사라졌다가 최근 들어서 방송에서 의사들이 '관절, 관절!' 외치면서 붐이 일어나기 시작했습니다. 구석에 찌그러져 있던 이 친구가 옛날의 명성을 되찾고자 슬그머니 다시 방송을 타고 있습니다.

한때 크릴 오일krill Oil이 유행했던 적도 있었습니다. 크릴이란 일종의 동물성 플랑크톤의 일종으로 아주 작은 새우, 즉 크릴새우라고 생각하시면 쉽습니다. 이 크릴새우에서 짜낸 후 정제한 기름이 크릴 오일인데요. 힘센 고래가 먹으니 사람도 힘이 세진다는 발상일까요? 그렇게 생각하면 힘센 소가 먹는 들풀은 왜 생각을 못하는 것일까요? 그렇게 생각하면 엄청난 힘의 하마가 먹는 늪지대의 풀은 왜 생각하지 못하는 것일까요?

우리 호모사피엔스가 고래의 먹이인 크릴새우까지 눈독을 들인 결과는 처참합니다. 크릴새우는 처음에 건강기능식품으로 시작되었습니다. 그러나 신장(콩팥)에 염증을 일으킨다는 사실이 확인이 되어 퇴출되었습니다. 시간이 흐른 후에 가공식품으로 판매하기 시작합니다. 건강기능식품 크릴새우가 신장에 염증을 일으키는데 가공식품 크릴새우는 염증을 일으키지 않는다는 말입니까? 앞뒤가 전혀 맞지 않는 세계가 영양제의 세계입니다.

'지금의 나'는 '그냥 나'가 아닙니다. 어머니가 젖을 주고 아버지가 안아주고 형제들이 놀아주고 선생님이 가르쳐주어서 만들어진 '나'입니다. 내가 아무리 노벨상을 수상한 과학자라고 하더라도, 지하철 기관사가 연구실에 데려다주고, 구내식당 아주머니가 점심상을 차려주고, 연구실의 각종 제품을 누군가 제공해야 합니다. 누군가 도시가스를 제공해서 보일러로 집을 데워주어야 겨울에 따뜻하게 잘 수 있고, 경비원 아저씨의 관리감독이 있어야 가족이 평화롭게 유지될 수 있습니다. 그런 관계 속에서 '노벨상 과학자'가 탄생하는 것입니다.

우리의 몸도 이와 다르지 않습니다. 어떤 하나의 영양 성분은 또 다른 성분들의 지원이 있을 때만 효력을 발생합니다. 무슨 말인가 하면, 칼슘이나 칼륨이나 비타민C나 비타민D나 단백질이나 지방이나 탄수화물이나 모두 서로 조합이 되었을 때만 효력을 발휘한다는 말입니다. '어떤 한 성분을 화학적으로 합성하면 독약이 된다'라는 맥두걸 박사의 명제를 생각하면, 아르키메데스가 목욕탕에서 부력의 원리를 발견하고 '유레카'를 외친 것처럼 고민이 해결되리라 확신합니다. 금고 비밀번호를 몰라 10년 20년 힘들어하다가, '찰칵'하는 소리와 함께 금고문이 열리는 환희를 느끼시리라 확신합니다.

인간의 몸에는 소위 '최소의 법칙'이라는 것이 존재합니다. 어떤 성분(단백질, 비타민, 미네랄 등)이 충분히 흡수되면 나머지 것들을 배출시키려 노력한다는 법칙입니다. 자동차에 기름을 넣어보십시오. 가득 찼는데도 계속 넣으면 넘쳐서 자동차를 더럽힐 뿐이고 당신은 그것을 닦아 내려고 한바탕 소동을 벌일 것입니다. 과유불급過猶不及, 지나친 것은 부족한 것만 못한 법입니다.

몸도 마찬가지입니다. 필요 이상의 성분이 들어오면 똑같은 일이 발생합니다. 다시 말해 초과한 것들은 몸에 해로운 쓰레기가 된다는 말입니다. 그것을 제거하기 위해 엄청난 에너지가 소모될 뿐입니다. 또한 그 과정에서 간과 신장(콩팥)에 엄청난 부담을 지웁니다. 생명이 제거되고, 가공 처리되고, 변형된 것들은 먹지 않으면 그만입니다. 건강은 알약이나 분말에 담겨있지 않습니다. 건강은 절대 5초 만에 입에 넣어서 공짜로 획득할 수 있는 것이 아닙니다.

비타민D는 5분 동안
햇볕을 쬐면 충분합니다

우리 모유에는 비타민D가 거의 없습니다. 아기에게 비타민D가 거의 필요하지 않기 때문이라는 사고의 전환이 중요합니다. 아기는 엄마의 품에서 일정 기간 젖을 먹기만 하면 될 만큼의 비타민D가 필요하기 때문입니다. 일부 의사들이 모유를 먹는 아기들에게 비타민D 보충제를 먹이기 권하는데요. 이것은 거의 폭력에 가깝습니다. 갓난아기에게는 그만큼의 비타민D가 필요하기 때문에 모유에 그 성분이 적은 것입니다.

비타민D는 햇볕을 하루에 5분만 쬐어도 저절로 합성됩니다. 1살 2살이 되면 그만큼의 비타민D가 더 필요한데요. 조금 자라 햇볕을 쬐면서 아장아장 걸을 때 저절로 합성됩니다. 빈틈을 파고드는 영양제 회사의 처절한 노력이 안쓰럽습니다.

'이 제품은 질병을 예방해주는 약이 아니다'라고 스스로 고백하는 문구가 있음에도 불구하고, 사람들은 '건강해지려고 먹는다', '질병을 예방하려고 먹는다'라고 말합니다. 영양제 회사들은 'FDA 승인 추출물'이라고 광고하는데요. 사람들은 'FDA가 승인했으니 좋은 거겠지, FDA가 거짓말을 하겠어?' 하면서 구입합니다. 정말 놀라운 것은 FDA에서 승인한 후에 취소하여 회수하는 사례가 어마어마하다는 사실을 아는 사람은 거의 없습니다.

비타민의 경우는 더 심합니다. 비타민제는 원래는 종합비타민이 먼저 나왔습니다. 미국이 선두 주자였는데 가장 먼저 퇴출당했습니다. 종합비타민의 부작용이 확인되었기 때문입니다. 제약 회사의 연구비 지원을 받는 학자들이 '몸에 좋다'는 논문을 집필했지만, 제약 회사의 연구비 지원을 받지 않는 비영리단체들은 '위험하다'라고 결론을 내렸습니다. 종합비타민을 먹었더니 사망률이 더 올라갔다는 결과까지 발표합니다.

그러나 어마어마한 이익을 가져다주는 시장(미국 전체 산업의 10위에 드는)을 미국의 제약 회사들은 포기할 수가 없었습니다. 그들은 결국 비타민A, B, C, D 이렇게까지 마구 분리하여 제조한 후 영업을 하기 시작했습니다. 상업자본주의는 상품을 끝없이 분화시키면서 확장하는 경향이 있습니다. 장담합니다만 앞으로 비타민은 비타민A123K, 비타민D5678M 이런 식으로 계속해서 분화될 것입니다. 비타민B만 해도 B6가 나왔고 B12가 나오지 않았습니까? 앞에서 말씀드린 것처럼 우리는 '프로그래밍'되어 그들의 논리에 질질 끌려다니기 시작했다는 말입니다.

영양학에서는 비타민을 필수 비타민과 비필수 비타민으로 구분하기도 합니다. 앞에서 말씀드렸듯이 '자본주의는 세분화하면서 이익을 확장'하는 성향이 있는데요. 자본주의 세상에 사는 이상 어쩔 수 없습니다만 사기를 당하지 않기 위해서는 그것이 무엇인지 똑바로 알 필요가 있습니다. 비필수 비타민이란 체내에서 저절로 생성되는 비타민이란 뜻으로 비타민A, K 등이 있습니다. 필수 비타민이란 외부에서 가져와서 몸에 집어넣어야 하는 비타민으로 비타민C, D 등이 있습니다.

그렇다면 왜 반드시 외부에서 몸에 집어넣어야 할까요? 인간과 99.6% 유전자가 동일한 침팬지도 비타민C와 D를 내부에서 합성할 필요가 전혀 없습니다. 매일매일 과일을 먹기 때문이죠. 매일 비타민C를 먹는데 힘들게 내부에서 합성할 필요가 있을까요? 매일 이 나무 저 나무 돌아다니면서 햇볕을 쬐는데 굳이 힘들게 비타민D를 내부에서 합성할 필요가 있을까요?

인간도 진화론적으로 700만 년 동안(최근 1만 년을 제외하고) 계속해서 과일과 채소를 통해 비타민C를 섭취해왔고, 햇볕을 통해 비타민D를 합성해왔기 때문에 힘들여 몸의 내부에서 합성할 필요를 느끼지 못했다는 말입니다. 우리 현대 인간이 날씬하고 건강하기 위해서는 과일과 채소를 필수적으로 먹어야 하고, 필수적으로 햇볕을 쬐어야 하는 이유입니다. 저는 '영양제에는 영양이 없다'라고 주장하는 1인입니다. 비타민C와 비타민D는 영양제 말고 과일과 채소와 햇볕으로 흡수하시기 바랍니다.

앞에서도 말씀드렸듯이 미국 유수의 암센터들은 이제 영양제 대신 무첨가 주스(특히 당근주스 레몬즙 등)를 처방하기 시작했습니다. 자연으로 돌아가야 암도 치유되고 질병도 낫는다는 각성이 생기기 시작했습니다. 비타민C가 부족하다면 당근주스나 레몬즙을 마시면 그만입니다. 그것도 힘들다면 당근을 씻어 먹어도 좋고 레몬의 껍질을 벗겨 먹어도 좋습니다. 비타민D가 부족하다면 밖에 나가 5~10분 햇볕을 쬐면 그만입니다. 우리 인간은 그렇게 비타민을 섭취해서 진화해온 놀라운 동물입니다. 비타민이라는 개념을 아예 머릿속에서 지워버리는 것이 차라리 건강에 좋을 것이라고 제가 주장하는 이유입니다.

미국의 6개 의학단체에서
오메가3 복용 금지를 명령했다는
사실을 당신은 아십니까?

제가 실제 경험한 이야기를 해보겠습니다. 저뿐만 아니라 당신도 흔하게 이런 상황을 마주쳐보았을 것입니다. 흰 가운의 전문가들이 방송에 나와 베타카로틴Beta Carotine 중요성에 대해 강조합니다. 잠시 후 바퀴 달린 탁자가 그 전문가와 사회자 쪽으로 옮겨 옵니다. 탁자 위에는 금속성 뚜껑을 씌운 접시가 놓여 있습니다. 베타카로틴 등의 항산화 성분과 함께 비타민이 듬뿍 든 음식인데 무엇인지 맞춰보라고 합니다. 모두가 고개를 갸우뚱거릴 때 사회자가 뚜껑을 열자 접시 위에 보랏빛이 도는 가지 몇 개가 나타납니다. 우리가 흔히 먹을 수 있는 '베타카로틴의 보고'라고 말합니다. 교통비 몇 푼을 받고 청중석에 앉아 있는 아주머니들이 '아하!'하고 감탄사를 연발합니다.

저는 이 장면을 보고 아연실색했습니다. 가지에는 물론 항산화 성분인 베타카로틴과 각종 비타민이 풍부합니다. 그러나 모든 비타민과 유기미네랄(엄격한 의미에서 유기화합물)은 약 섭씨 70도 정도에서 거의 모두 사망합니다. 가지를 생으로 먹을 수 있는 사람은 거의 없습니다. 그러니까 가지를 데쳐서 요리해 먹으면 비타민이 제로(0)가 된다는 말입니다. 저는 리모콘을 가져와 채널을 돌렸습니다.

그런데 바로 옆 홈쇼핑 채널에서 베타카로틴 영양제 광고를 하고 있습니다. 이렇게 공중파와 홈쇼핑이 서로 협업해서 영양제 판매사업을 하는 것은 이제 놀랄 일도 아닙니다. 그런데 제가 어이없는 이유는 그 흰 가운의 전문가들이나 방송국에서도 '열을 가하면 모든 비타민과 유기미네랄(유기화합물)이 거의 죽는다'라는 사실에 대해 모르고 있다는 것입니다. 베타카로틴 영양제 또한 열로 가공해서 만들기 때문에 '영양이 제로'라는 사실에 대해 전혀 인식하지 못하고 있다는 사실입니다.

채소만 먹으면 오메가3가 부족하니 등푸른생선을 먹으라고 합니다. 1주일에 3마리 이상 먹지 못하면 알약으로 보충해야 한다고 말합니다. 그렇게 하지 않으면 큰일이 날 듯 위협합니다. 저도 사업을 해봤습니다만 '참 기발하다'라는 생각을 했습니다. 1주일에 생선 3마리 이상 먹는 사람이 얼마나 되겠습니까?

　　그들의 논리가 맞는다면 바닷가에 사는 사람 외에 우리 인간은 모두 오메가3 결핍으로 사망을 했어야 하지 않았겠습니까? 근데 인류는 역사상 한 차례도 비타민이나 오메가3 결핍으로 질병이 발생하거나 사망한 사례가 없었습니다. 지금은 사람들이 '식물성이 안전하다'라고 생각이 바뀌니까 '생선도 좋지만 식물성 오메가3가 더 좋다'라고 광고를 하기 시작합니다. 그들의 노력이 참으로 안쓰럽습니다.

　　오메가3 영양제는 몸에 나쁜 콜레스테롤과 중성 지방을 없애주고 혈액 순환을 개선해주는 것으로 알려져 있습니다. 홈쇼핑에서는 오늘도 분자 구조가 어떻고 EPA가 어떻고 DHA가 어떻고, 알수 없는 용어로 어리석은 우리 인간을 혼란에 빠트리고 있습니다. 저는 '영양제에는 영양이 없다'고 주장하는 1인인데요. 제가 그런 말을 하면 여기저기서 각종 비난이 쏟아집니다. 심지어 채소·과일식을 매일 실천하시는 분들도 '오메가3는 먹어야겠지요?'라고 제게 묻습니다. 집집마다 영양제 한 박스 정도 없는 집이 없습니다.

　　앞에서도 말씀드렸습니다만 영양제 시장은 미국 10대 산업 중의 하나입니다. 단언하기는 힘듭니다만 대한민국도 곧 미국처럼 영양제가 거대 산업이 될 것입니다. 그만큼 사기를 당하는 사람들이 많다는 말인데요. 한 번 사기를 당하는 사람이 계속 사기를 당하기 마련입니다.

그런데 최근(2023년 7월 20일) 미국심장학회저널JACC에서 '2023년 만성 관상동맥질환 환자 관리를 위한 공동 임상실무지침위원회 보고서'라는 긴 제목의 문서를 공개했습니다. 한마디로 말하면 미국 의학계에서 공식적으로 '오메가3를 절대 먹지 말라'는 공식 보고서를 발표한 셈입니다. 미국심장협회AHA와 미국심장학회 ACC, 미국임상약학회ACCP, 미국자문약사협회ASCP, 미국국립지질협회NLA 등 6개 단체에서 공동으로 연구에 참여해 발표한 것입니다.

주목할 만한 것은 오메가3의 효과에 대해, 심혈관질환 예방에 건강학적 이점이 전혀 없다는 점을 분명히 밝혔다는 사실입니다. 이점이 없으니 당장 그만두라며 '사용 중단'을 권고했습니다. 이 단체들은 혈액순환을 위해 (1)오메가3 영양제의 사용을 금지하고 (2)살 빼는 약을 조심하고 (3)진통제를 조심하라고 못을 박았습니다.

'심혈관 질환을 예방하거나 완화하는 데 생선기름과 오메가3 지방산 또는 비타민을 포함한 비처방적, 식이보충제, 건강기능식품 등 사용이 별 도움이 되지 않는다'면서 '관상동맥질환자들에게 어떤 건강보조제도 심혈관계 위험을 줄이는 데 이롭지 않으므로 사용하지 말 것'을 권고했습니다. 저도 관상동맥질환을 겪어본 1인으로서 이 단체들의 양심선언이 반갑지 않을 수가 없습니다. 그것 뿐만이 아닙니다. 이 보고서에서는 비타민D 보충제는 효과가 없고, 칼슘 보충제는 오히려 심장질환에 더 위험하다며 아래와 같이 발표했습니다.

"21건의 RCT(비타민D n=41,669 대 위약 n=41,662)의 메타 분석에서 비타민D 보충제는 MACE 위험을 낮추지 못했다. 항산화요법 또한 CVD 사건의 위험 감소와 관련이 없어 비타민C, 베타카로틴, 종합 비타민 또는 이들 모두는 CVD 사건 위험 또는 CVD 사망률을 감소시키지 않는다.

CVD 사건 감소를 위한 하루 500mg 이상의 칼슘 보충(탄산염, 구연산염 또는 글루코네이트 제형)을 뒷받침하는 데이터가 불충분하고 RCT의 메타 분석(칼슘 보충 개입 n=14,692 대 위약 n=14,243)은 오히려 칼슘 보충으로 인해 CVD 및 관상동맥심장질환 사건의 위험이 증가해 주의가 당부된다."

한 마디로 오메가3도 필요 없고 비타민D나 칼슘 보충제나 다 필요 없다는 말입니다. 필요 없는 것이 아니라 위험하니 당장 '영양제 먹는 행위를 멈추라'는 말입니다. 당신은 대한민국의 홈쇼핑을 믿으시겠습니까? 미국의 대표적인 6개 의학단체가 오랜 시간에 걸쳐, 제약 회사의 연구비 지원을 받지 않고 자체적으로 결론을 내린 양심적인 연구결과를 믿으시겠습니까? 당신의 선택에 달려 있습니다.

물론 시간이 지나면 판매자들은 어떠한 이유를 만들어서라도 '괜찮으니 계속 드시라'고 할 것입니다. 부작용은 절대 말해주지 않은 채 제품과 상관없는 각종 정보들만 강조하며 판매를 이어갈 것입니다. 제가 당신에게 '사기를 당하지 마시라'고 계속해서 주의를 주는 이유입니다.

오메가3를 드시려면 차라리 들기름을 드시라고 저는 권장합니다. 참기름에는 오메가3가 1% 정도, 들기름에는 60% 정도입니다. 그러나 뚜껑을 여는 순간 산패(기름이 산화돼서 맛과 향이 변질되는 현상)되니 가능하면 3~4주 이내에 모두 드실 것을 부탁드립니다.

그러나 우리 인류는 700만 년 진화하는 동안 올리브오일 대신 올리브 열매를 통해서 그 좋은 성분을 섭취해왔고, 참기름 대신 참깨를 먹어왔고, 옥수수 식용유 대신 옥수수를 먹어왔고, 그렇게 건강하게 후손을 낳아 이렇게 번창한 무시무시한 동물이라는 점은 꼭 잊지 마시길 부탁드립니다. 이 세상의 모든 기름은 높은 온도로 가열한 후 기계를 돌려 압착해내는 일종의 공장 음식일 뿐입니다.

변비가 드라마틱하게 사라지고
줄줄 흐르던 콧물이 멈추었습니다

(김유선, 서울, 53세 여성)

저는 2019년 11월 유방암 확진을 받았고, 2020년 1월 유방암 수술을 했으며, 수술 후 항암 8번, 방사선 21회를 받았습니다. 항암 치료 중 가장 고통스러웠던 것은 지독한 변비였습니다. 화장실을 거의 가지 못했는데 3~4일에 한 번 새똥만큼 변을 보니 몸은 늘 퉁퉁 부어 있었습니다. 각종 변비약을 먹어봤고 물도 하루 2L 꽉 채워서 마셔봤지만 소변만 볼 뿐 화장실 가기가 늘 어려웠습니다.

변비로 고생하던 중에 조승우 한약사님의 동영상을 보게 되었습니다. 반평생 그다지 채소와 과일을 즐기지 않았던 저에게 그의 동영상은 충격이었습니다. 암환자인 저는 선택의 여지가 별로 없었기 때문에 채소·과일식을 실천하기로 결정했습니다.

암환자는 소화 및 흡수가 일반인들보다 현저히 떨어지기 때문에 소화 및 흡수율을 높이기 위해 채소를 살짝 익힌 다음 과일을 추가해서 믹서기에 모두 갈아 넣었습니다. 갈아 놓은 채소와 과일은 국 한 그릇 분량이 되었습니다. 저는 그것을 매일 아침 천천히 떠서 먹고 있습니다. 4개월째 이것이 저의 아침 식사입니다.

점심 식사는 현미에 나물 반찬 위주의 일반식을 합니다. 채소로 비빔밥을 만들어 먹기도 합니다. 저녁 식사는 깨끗이 씻은 채소를 보기 좋게 한 접시에 담아 생으로 천천히 씹어 먹습니다. 그렇게 4개월 동안 먹었는데 효과는 그야말로 놀랍고 드라마틱했습니다.

첫 번째, 매일 쾌변을 보고 있습니다. 처음에는 시커먼 변이 끝도 없이 나왔습니다. 쏟아내는 변의 양이 어마어마해서 '내 몸에 무슨 이상이 생긴 것은 아닐까?' 덜컥 겁이 날 정도였습니다. 마치 아이를 출산했을 때처럼 배 속에 있는 것들이 빠져나왔습니다. 매일 변이 나오고 또 나왔습니다. 내 몸에 쌓여있던 숙변과 독소들이 약 4개월간 모두 빠져나가는 듯했습니다.

두 번째, 매일 2끼를 채소 · 과일식을 하고 나니 내 몸이 날아갈 듯 가벼워졌고 놀라운 체중감소가 이어졌습니다. 56.3kg에서 48.6kg으로 쭉쭉 빠졌습니다. 몸속에서 무려 8kg의 노폐물이 빠져나간 것입니다. 변비가 드라마틱하게 싹 사라지니 아랫배도 덩달아 홀쭉해졌습니다. 부기가 빠졌는지 신발에 발이 꽉 끼지 않아 발이 가뿐했습니다.

세 번째, 줄줄 흐르던 콧물이 멈추었습니다. 늘 비염으로 고생해왔기 때문에 기괴한 소리의 재채기를 해서 주변에 민폐를 끼쳤었는데요. 채소·과일식을 실행하면서 더 이상 콧물로 고생하지 않게 되었고 주머니에 손수건을 갖고 다니지 않게 되었습니다. 채소·과일식이 몸속 독소를 완전히 배출해준다는 이론을 직접 경험하게 된 셈입니다.

채소·과일식의 가장 큰 장점은 암환자로서 더 이상 식사 준비에 부담이 없어졌다는 사실입니다. 현미 도시락을 챙기지 못했어도, 주변에 먹을 만한 식당이 없어도 채소와 과일은 어디서든지 손쉽게 구할 수 있기 때문입니다. 위의 3가지 변화들보다 중요한 것은 4개월 동안의 성취감입니다. 오랜 시간이 걸리는 암치료에 있어서 이러한 성취의 경험은 자신감으로 이어지고 있습니다. 2023년 8월 현재 저는 200일째 채소·과일식을 이어가고 있습니다.

– 네이버 예방원 카페, 완전 배출 사례 중에서

9장

제가 무첨가 주스를
강력 추천하는 이유

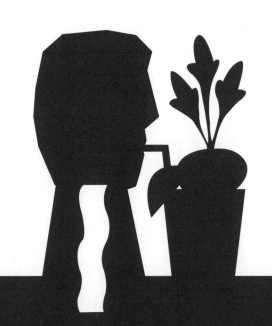

¤¤¤

18세기 중반 대륙을 횡단하는 선원들에게
괴혈병이라 불리는 의문의 질병이 유행이었습니다.
사망한 선원만 무려 2백만 명으로 추정됩니다.
이때 영국 의사 제임스 린드가 환자들에게
대조실험을 한 후에 레몬을 먹으라는 지시를 내렸습니다.
그 이후 영국에서는 괴혈병으로 단 한 명의 선원도 잃지 않았습니다.

무첨가 주스는 절대
혈당 피크를 올리지 않습니다

우리 인간은 무엇을 마시기 좋아하는 동물입니다. 손님이 오면 차를 내놓고 밖에서 친구를 만나도 커피와 술을 마십니다. 이 '마시는 것'이 인간과 인간 사이 관계 형성의 매개체 역할을 합니다. 갑자기 독재자가 나타나 '액체로 된 모든 것을 절대 금한다'라고 명령을 해도 우리 인간은 무엇인가를 숨어서 몰래 마실 것입니다. 어차피 무엇을 마셔야 한다면 지구상에서 '가장 좋은 마실 것은 무엇인가'에 대해 생각해봤습니다.

역시 과일과 채소로 만드는 즙과 주스입니다. 저는 이 과일과 채소에 물 이외에는 어떤 것도 첨가하지 말 것을 부탁드립니다. 시중에서 파는 주스류는 거의 모두 설탕과 화학물질을 투하합니다.

첫째 맛을 좋게 하기 위해서고 둘째 저장성을 좋게 해서 유통기한을 늘리기 위해서입니다. 시중의 주스는 어떤 과일 이름의 탈을 쓰고 나왔다 해도 '공장 주스'입니다. 제가 굳이 번거롭게 '무첨가 주스'라는 말을 계속 사용하는 이유입니다.

주스로 먹으면 당 수치가 더 올라간다고 하는 말은 '공장 주스'를 전제로 하는 말입니다. 맛과 유통기한을 위해 설탕과 화학물질을 '듬뿍' 투하하기 때문입니다. 집에서 직접 갈아 만든 무첨가 주스는 절대 혈당 피크를 올리지 않는다는 사실을 다시 한번 강조합니다.

레몬이 2백만 명의
생명을 구했습니다

레몬이 얼마나 대단한 과일인지 아는 사람은 흔하지 않습니다. 한때 수백만 명의 목숨을 살렸다면 믿으시겠습니까? 18세기 중반 대륙을 횡단하는 선원들에게 괴혈병이라 불리는 의문의 질병이 유행이었습니다. 열이 나고 황달이 생기며 치아가 빠지는 무시무시한 질병인데요. 16세기에서 18세기 사이에 괴혈병으로 사망한 선원만 무려 2백만 명으로 추정됩니다. 이때 영국 의사 제임스 린드James Lind가 이 병에 걸린 환자들에게 대조실험을 한 후에 민간요법인 레몬을 먹으라는 지시를 내렸습니다. 레몬을 치료제로 해서 각종 과일과 채소도 함께 먹이자 환자들이 급속히 회복되었습니다. 그때는 몰랐지만, 오늘날 우리는 그것이 비타민C라는 것을 알고 있습니다. 장거리 항해를 하는 선원들은 비스킷(정제 식품)과 말린 쇠고기(육류)로 연명했으며 살아있는 음식은 거의 먹을 수 없었습니다. 그 이후 영국에서는 괴혈병으로 단 한 명의 선원도 잃지 않았습니다. 레몬 덕분에 수없이 많은 선원과 승객이 목숨을 건졌습니다.

얼마 전에 배우 엄정화 씨가 아침 공복에 레몬수를 마시는 영상을 보고 많은 분이 레몬수에 관심이 많아졌습니다. 저는 '모닝 커피' 대신 '모닝 레몬수'를 드실 것을 적극 추천합니다. 레몬에는 비타민C 외에 각종 비타민과 유기미네랄이 풍부합니다. 실제로 제가 운영하고 있는 네이버 예방원 카페 오시면 많은 분들이 아침에 일어나자마자 음양탕(더운물과 찬물을 반씩 섞은 물)과 레몬수 사진을 매일 올리십니다. 그리고 레몬수를 마신 후 몸의 변화를 이구동성으로 자랑하십니다.

레몬이 조금 신 것은 맞습니다. 예능 프로그램에서 레몬을 우적우적 씹어 먹게 하는 벌칙이 있을 정도인데요. 레몬을 얇게 잘라서 물에 넣어 마셔도 되고, 반으로 자른 다음 손으로 꾸욱 눌러 즙을 낸 다음 물에 타서 마셔도 좋습니다. 미국 임상영양저널American Journal of Clinical Nutrition 발표에 따르면, 레몬과 같은 감귤류 과일에는 비타민C(한 개에 약 18.6mg)와 플라보노이드Flavonoid가 풍부하기 때문에 꾸준히 섭취할 경우 매끈한 피부로 만들어줍니다. 특히 여드름에 특효약으로 알려져 있습니다. 레몬의 항산화 성분인 리모넨 Limonene과 카테킨Catechin이 간에 쌓인 독소와 산소 쓰레기를 배출해 주기 때문에 간의 부담도 덜어 줍니다.

또한 레몬수는 신장 결석을 예방합니다. 칼슘 등이 뭉쳐서 결석이 되는데 크기가 작으면 소변으로 배출되지만 그렇지 못하면 결석이 생성됩니다. 즉 콩팥에 돌이 생기는 것입니다. 레몬의 함유된 구연산이 옥살산칼슘Calcium Oxalate 축적으로 생기는 신장 결석을 막기 때문인데요. 실제 레몬수를 마신 사람은 마시지 않은 사람보다 신장결석 발생 비율이 훨씬 낮았다는 연구 결과도 계속 발표되고 있습니다.

이외에도 레몬수는 체내 지방의 증가를 억제하기도 하는데요. 미국 오클랜드 어린이 병원Children's Hospital Oakland 연구팀이 173명의 과체중 여성을 대상으로 측정한 결과 레몬수를 많이 마신 사람의 체중과 지방이 그렇지 않은 사람보다 현저하게 감소한 사실을 확인했습니다. 섬유질이 많은 반면 포화지방과 콜레스테롤은 전혀 없는 다이어트 식품 중 최고입니다.

레몬이 우리 몸을 산성화시키고 위장 장애와 역류성식도염을 발생시킨다는 누명을 쓰고 있습니다. 또한 치아를 부식시킨다는 어처구니없는 누명도 쓰고 있습니다. 계속해서 강조드리지만 레몬은 우리 몸을 알칼리성으로 균형 잡아주는 식품이지 산성화시키는 식품이 아닙니다. 몸을 산성화시키는 과일은 이 세상에 없습니다. 그런 과일은 애초에 인류가 먹을 수가 없었고 당연히 인류가 배제시켰을 것입니다.

음식을 인류학적으로 인문학적으로 판단해야 옳은 관점을 가질 수 있습니다. 어떤 전문가는 구연산 성분이 속을 쓰리게 한다고 하고, 어떤 전문가는 몸에 좋다고 말합니다. 저도 물론 사람들을 설득하기 위해서, 이것은 어떤 성분 때문에 몸에 좋다고 말을 하긴 합니다. 그러나 살아있는 과일, 특히 레몬의 경우 단순히 구연산이나 비타민C와 같은 단일 성분만을 우리가 먹는 것이 아닙니다. 각종 성분이 서로 협력해가면서 우리 몸을 이롭게 한다는 말입니다. 이 과일은 성분이 어떻고 저 채소는 성분이 어떻고 논쟁하는 사이, 뼈를 녹인다는 탄산음료가 아무런 죄책감 없이 끼어들어 난장판을 만들어 놓았습니다. 완전식품인 레몬을 먹으면 치아가 부식된다면서 콜라는 얼렁뚱땅 먹게 만드는 부모들이 부지기수입니다.

모닝커피 대신
모닝 레몬수로 시작하십시오

레몬수를 만드는 방법은 아주 간단합니다. 일단은 껍질을 잘 씻으신 다음 얇게 잘라서 그냥 바로 물에 타서 드시면 됩니다. 그러면 물의 양과 레몬의 비율을 어떻게 맞춰야 하나 궁금하실 텐데요. 물 500㎖ 한 컵에 레몬 반쪽이 가장 적당합니다. 일반 크기의 레몬 한 알에 1L 비율이 적당한데 드셔 보시고 레몬의 양을 늘리거나 물의 양을 줄이거나 하시면 됩니다. 레몬수가 좋다고 해서 하루에 2L 이상 강박적으로 드시면 위에 탈이 날 수 있으니 오전에 1컵 오후에 1컵, 이런 식으로 조절하시면 됩니다. 몸에 좋다는 레몬수도 몸이 적응해 나가는 시간이 반드시 필요하다는 사실을 꼭 기억하시기 바랍니다.

레몬 역시 사과나 토마토나 키위처럼 과육보다 껍질에 영양소가 풍부한 것이 사실입니다. 레몬을 껍질 채 갈아드시는 분도 있고 통째로 우적우적 씹어 드시는 분도 있는데 이렇게 하면 맛이 없어 다음날 바로 포기하게 됩니다. 그렇게 레몬이 싫어지면 레몬수도 포기하게 되는 경우가 생깁니다. 방법적인 것에 지나치게 집착하면 원칙까지 포기하는 어리석음을 범하기 쉽습니다.

그리고 레몬 껍질에 있는 하얀 색이 무엇이냐고 묻는 분들이 많이 계십니다. 2가지 경우가 있는데 첫 번째는 식용 왁스입니다. 유통과정에서 색이 변할 수도 있고 수분이 날아가는 현상을 막기 위해 식용 왁스로 코팅하는 것인데 몸에 크게 해롭지는 않습니다. 두 번째는 포도당입니다. 귤이나 오렌지 같은 경우도 과육의 당분이 밖으로 빠져나와 마르는 과정에서 생기는 것인데요. 귤이나 오렌지에서도 같은 현상이 일어납니다. 이 2가지 모두 깨끗이 씻거나 껍질을 벗기면 전혀 해롭지 않으니 안심하시길 부탁드립니다.

가끔 무첨가 주스를 만들 때 거품이 생기는데, 좋은 것인지 나쁜 것인지 묻는 분이 계십니다. 결론적으로 말씀드리면 주스 거품 발생 여부는 채소나 과일의 종류와 상태에 따라 매번 달라질 수 있습니다. 거품은 효소가 많은 생채소나 생과일을 주스로 만들 때 나타나는 증상으로 섭취에는 전혀 문제가 없습니다. 이 거품은 특히 양배추를 즙으로 만들 때 더 많이 나오는데요. 전문가들의 실험에 의하면 이것은 채소의 단백질 성분(효소나 엽록소)으로 밝혀졌습니다. 거품을 그대로 마셔도 좋고, 그래도 꺼림칙하시다면 산 성분이 많은 과일(레몬 등)을 많이 넣어 주스를 만들면 pH 변화에 의해 단백질 변성을 일으켜 거품을 훨씬 줄일 수 있습니다.

요즘 레몬꿀차가 유행입니다. 레몬에 꿀을 넣고 생강까지 넣어 차로 마시는 사람도 늘었습니다. 저는 가끔 꿀에 대해 생각합니다. '벌들이 애써 모아 둔 저 벌들의 식량을 인간이 강탈하는 것이 옳은 것이냐'라는 생각을 하게 되었습니다. 물론 야생벌이 아니라 양봉(양식 벌)이긴 하지만 그 벌들은 야생으로 돌아다니면서 꽃들을 수정시키는 위대한 일을 하고 있습니다. 가령 다람쥐가 겨울을 나기 위해 다람쥐 굴에 숨겨둔 도토리를, 묵을 만든답시고 강탈해가면 다람쥐는 무엇을 먹고살겠습니까? 가령 달팽이 요리가 맛있다고 논바닥의 달팽이를 싹쓸이한다면 개구리와 까치는 무엇을 먹을 것이며, 그 개구리를 먹는 백로는 어찌 살 수 있겠습니까? 자연은 서도 다 연결되어 있는데 인간의 욕심은 끝이 없어 안타깝습니다.

얼마 전 우리나라 꿀벌이 작년(2022년)에 비해서 40%나 사라졌다는 기사도 읽었습니다. 지금의 꿀이 과거의 천연 꿀이 아닌 것도 사실입니다. 설탕물을 먹여 키운 벌들에게서 채취한 '사양꿀'이 범람하는 것도 사실입니다. 그럴 바에야 저는 굳이 꿀을 섞어 드시지 말고 순수 레몬수를 드시라고 말씀드립니다. 레몬으로 충분한데 대단한 맛을 내겠다고 요란하게 섞어 마시지 말라고 말씀드립니다. 그럴 돈이면 차라리 유기농 레몬을 사는 데 보태시라고 말씀드리고 싶습니다.

아침에 일어나 모닝커피 대신 레몬수를 마시는 것은, 술과 시끄러운 음악 속 클럽에서 밤새워 놀다가, 아침에 일어나 쇼팽을 듣는 것처럼 몸과 영혼을 깨울 것이라고 확신합니다.

무첨가 주스 최고의 조합,
'CCA 착즙 주스'를 소개합니다.

음식에도 궁합이 있습니다. 그래서 삭힌 홍어와 돼지고기 수육을 묵은지에 싸서 먹는 홍어 삼합이 생겨났고, 겨울철 고구마에 동치미 조합도 생겨났고 최근에는 치킨에 생맥주를 같이 먹는 치맥도 생겨났습니다.

저 또한 앞서 말씀드린 레몬수도 마셔왔고 사과당근 주스도 꾸준히 마셔왔습니다. 그런데 어느 날 '꼭 남들이 하는 대로 먹어야 하나?', '나만의 독특한 레시피는 없을까?' 이런 생각을 하게 되었습니다. 그래서 집에서 쉬는 주말마다 과일과 채소를 섞어서 각종 무첨가 주스를 만들어 봤습니다. 오이와 당근을 넣어 주스를 만들어보기도 했고, 셀러리와 사과를 섞어보기도 했습니다. 이것을 넣으니 맛이 좀 쓰고, 저것을 넣으니 맛이 밋밋하고, 이것저것 섞으니 별맛도 없고….

어느 날 사과나 당근처럼 사시사철 아무 때나 먹을 수 있는 것은 없을까? 이런 생각을 하게 되었습니다. 사과와 당근은 저장성이 좋아 우리가 마트에서 아무 때나 구할 수 있습니다. 물론 요즘처럼 하우스 농사가 발달해서 계절 채소와 계절 과일의 경계가 희미해지긴 한 것도 사실입니다. 그러나 딸기나 수박이나 참외와 같은 과일이나, 미나리나 쑥과 같은 채소류 등은 그 계절에만 구할 수밖에 없습니다. 그래서 제가 평소에 간식으로 잘 먹는 '양배추는 어떨까?' 하는 생각을 하게 되었습니다.

물론 양배추 하나만 착즙기에 넣어서는 약간 쓴 맛 밖에 나지 않습니다. 그래서 당근과 양배추와 사과를 넣어 착즙을 내보았습니다. 몇 번의 시행착오 끝에 완벽한 조합을 완성했는데요. 당근 1개+ 양배추 1/4개+ 사과 2개, 이런 조합의 착즙 주스가 좋았습니다. 그래서 'CCA 착즙 주스'라고 부르면 좋겠다는 생각이 들었습니다. 제가 운영하는 예방원 카페 회원들에게도 권해보았는데요. 만들어 마셔본 후 한결같이 '부라보'라며 환영해주셨습니다. 가능하면 당근 → 양배추 → 사과 순으로 착즙해주시면 됩니다.

ABC 주스가 있습니다. Apple(사과), Beet(비트), Carrot(당근)의 첫 글자를 따서 만든 것이 ABC 주스입니다. 그래서 저는 제가 조합한 주스를 씨씨에이(CCA) 주스라 부르기로 했습니다. Carrot(당근), Cabbage(양배추), Apple(사과) 첫 글자를 딴 주스입니다. 저는 개인적으로 모든 음식 중에서 그것이 살아 있는 것(채소와 과일과 무첨가 주스)이면 무조건 환영입니다. 레몬수도 환영하고 사과당근 주스도 환영하고 ABC 주스도 환영합니다.

그러나 제가 CCA 착즙 주스를 주장하는 이유는, 맛도 훌륭하지만 아침식사로 전혀 부족함이 없는 '속이 든든함' 때문입니다. 저도 몇 달째 CCA 착즙 주스를 아침마다 먹고 있는데요. 점심때가 언제 왔는지 모를 정도로 속이 든든합니다. 특히 아침에 밥을 먹지 않으면 안 된다고 주장하는 남편에게 꼭 드시게 해보십시오. 다음 날부터 배고프다는 소리가 안 나오리라 장담합니다. CCA는 우리말 '까'라고 발음될 수도 있겠네요. 매일 아침 '까'먹지 마시고 까주스, 'CCA 착즙 주스'를 드시기 바랍니다.

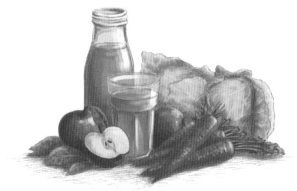

| 그림 8 | **CCA 주스(당근+양배추+사과)**

8년 고생한 건선 피부가
한 달 만에 사라지고 있습니다

(이미현, 천안, 41세 여성)

한 달 전 저는 89kg의 고도비만 여성이었습니다. 또한 18년 고생한 건선 피부가 한 달 만에 사라지고 있습니다. 20대 초에 극심한 스트레스와 함께 건선이 온몸으로 퍼졌습니다. 출산 후에는 점점 심해졌고 그때마다 스테로이드로 눌러줬습니다. 안 해본 것이 없었습니다. 수백만 원짜리 한약부터 시작해서 목초액, 편백나무, 광선치료, 스테로이드 등 수많은 비용을 지불했지만 허사였습니다. 한여름에도 반팔과 반바지는 꿈도 꾸지 못했고, 외출 시에는 긴 바지에 팔 토시를 끼고 다녔습니다.

저는 육식파로 냉동실에는 소와 돼지와 닭이 항시 대기상태였습니다. 냉동 만두, 떡볶이, 스팸, 소시지도 가득했습니다. 라면 스프를 조미료로 쓸 정도로 자연의 맛을 몰랐습니다. 커피나 술은 안 먹었지만 채소와 과일은 쳐다보지 않았습니다. 과일은 살찌고 당이 오른다는 헛소문을 철석같이 믿었습니다. 선물로 들어온 과일은 항상 상해서 버릴 정도였습니다. 상추나 양배추를 먹으면 설사를 하거나 속이 더부룩해서 '채소는 나랑 안 맞는구나' 생각하고 피했습니다.

또한 저는 대식가였습니다. 식당에 가면 2~3인분씩 먹었고 회전 초밥집에 가면 20~30접시, 집에서도 라면 2개 기본에 치킨을 곁들였습니다. 식후에도 단짠단짠 간식을 빼놓지 않았습니다. 과식과 폭식에 때론 토하기까지 했습니다. 후회는 했지만 조절할 수가 없었습니다. 그러던 중에 조승우 원장님의 동영상을 접하고 책까지 사서 읽었습니다.

벌써 채소 · 과일식을 한 지 30일이 되었습니다. 설사 육류나 패스트푸드를 먹더라도 다음 날 해독하면 된다는 정신으로 편하게 실천했습니다. 몸 상태가 좋아지는 것을 느끼면서 채소와 과일을 비중을 늘려갔습니다. 가장 먼저 살이 5kg 정도 빠졌습니다. 예전에는 목 끝까지 음식이 차올라도 멈출 수 없었는데 지금은 1/3만 배 속이 차도 멈출 수 있다는 것이 신기합니다. 과자와 피자와 치킨과 라면이 눈앞에 보이면 참을 수 없었는데 지금은 '안 먹어도 괜찮아'로 바뀌었습니다. 일하면서 힘들거나 식사 시간을 놓치면 손이 떨렸는데 이제는 가뿐해졌습니다.

아침에도 항상 잠에 취해있었고 쉬는 날은 잠으로 시간을 날려 보냈는데 지금은 알람 없이 눈이 반짝 떠집니다. 퇴근 후 기본 새벽 1시, 2시까지도 잠을 못 잤는데 지금은 스스륵 빨리 잠이 잠들어 신기합니다. 묽은 변에서 바나나 형으로 바뀌었고 화장실에서 20분 이상 힘들었는데 5분 만에 끝내고 있고 잔변감도 사라졌습니다.

가장 큰 효과는 역시 건선입니다. 각질과 뾰루지가 신기하게 사라지고 있습니다. 환부의 색깔도 살색으로 변해갑니다. 온몸에 바르는 스테로이드제를 끊었지만 얼굴만은 계속 바르고 있었는데 이것도 끊었습니다. 그새 입맛도 변했는지 잘 먹던 족발과 뼈해장국에서 비린 맛이 납니다.

솔직히 비만과 건선은 포기한 상태였습니다. 10년 가까이 수백만 원씩 들여 무엇을 해도 안 되었기 때문입니다. 그런데 채소 · 과일식 한 달 만에 이렇게 좋아지고 있다는 것이 신기합니다. 앞으로 꾸준히 실천할 것을 자신있게 다짐합니다.

- 네이버 예방원 카페, 완전 배출 사례 중에서

| 10장 |

몸속 쓰레기를 배출할 때
궁금한 질문들

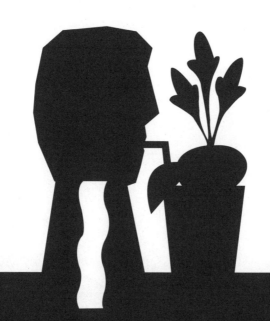

¤¤¤

'삶은 개구리 증후군'이라는 말이 있습니다.
따뜻한 냄비 속에서 '어 시원하다~' 좋아하다가
나중에 물이 끓자 자기가 죽는 줄도 모르게
죽어버리는 개구리를 빗댄 말입니다.
여러분은 끓는 물 속 개구리가 되지 않으시기 바랍니다.

Q
커피가 독극물이라고 주장하시는데
그 이유를 알고 싶습니다

A 커피는 쉽게 말해서 '커피콩을 태운 다음 뜨거운 물을 섞어 만든 음료수'입니다. 여기에서 '태운 것'이 핵심입니다. 우리가 생명이 있는 것에 불을 가하면 생명이 끝납니다. 그런데 이것을 아예 숯처럼 태운다면 어떻게 되겠습니까? '생명 제로'가 아니라 '-100'이 되는 것입니다. 당신은 태운 과일이나 태운 채소를 드실 수 있겠습니까? 당신은 숯처럼 태운 쌀이나 숯처럼 태운 고구마를 드실 수 있겠습니까? 그런데 우리는 숯처럼 태운 커피를 마시는 어리석은 인간입니다. 태우지 않은 생두에서도 많은 문제가 있습니다.

얼마 전 에티오피아에서 수입한 생두에서 곰팡이 독소이자 발암물질인 오클라톡신Ochratoxin 오염 정도가 기준치의 3배가 넘게 발견되어 170여 톤을 반송 조치했다는 기사도 나왔는데요. 오래전부터 탄 음식은 그것이 무엇이든 발암물질 1호였고 지금도 그렇습니다. 뭐 발암물질이든 아니든 씹을 수도 없고, 식도로 넘길 수조차 없습니다. 굳이 성분을 따지자면 흥분제인 카페인이 큰 문제지만 콩을 로스팅하고 압축하고 그라인더로 가는 과정에서 수천 가지 화학물질들이 발생합니다. 저도 한때 돈을 벌려고 커피 사업을 했지만, 커피를 연구한 화학자들도 절대 커피를 마시지 않게 됩니다.

더 큰 문제는 믹스커피입니다. 대한민국 최고의 발명품으로 꼽히는 믹스커피는 커피+설탕+경화유 등을 섞어서 만든 것입니다. 커피와 설탕도 문제지만 경화유는 더 큰 문제입니다. 몸에 들어가면 악마로 변한다는 트랜스지방Trans Fat이 경화유입니다. 인류가 700만 년 진화하면서 한 번도 섭취해본 적이 없는 화학물질이자 지방 덩어리입니다. 입에서는 달달하게 마약처럼 스며들다가 나중에 비만과 질병으로 그 정체를 드러내고야 맙니다.

카페인이 각성제이긴 하지만 몸에 나쁘다는 사실이 알려지자 '디카페인 커피'가 출시되기 시작합니다. 무엇이든 원형에서 변형되면 될수록 더 나쁜 법입니다. 카페인을 제거하기 위해서는 염화메틸렌CH2Cl2이라는 유기 용해제를 사용합니다. 이것은 페인트나 매니큐어를 지울 때 쓰이기도 하는 독성물질입니다. '커피를 못 마시게 하면 자살하겠다'는 분들을 위해 건강에 그나마 덜 나쁜 순서를 말씀드리겠습니다. 1위 블랙커피, 2위 믹스커피, 3위 디카페인 커피. 이 순서로 마시면 됩니다만 커피의 세계에서 탈출하시는 것을 0순위로 추천해드립니다.

커피를 평소 마시지 않던 옛날 어른들은 '그 쓴 것을 왜 마시냐, 가슴이 쿵쿵 뛰어서 못 마시겠다, 잠이 안 온다'라고 하시며 거절하십니다. 저희 할머니는 가슴이 뛴다며 박카스 1병을 다 못 드셨습니다. 화학물질에 반응하신 것입니다. 당연히 어린이들도 문제가 생겨서 커피를 못 마시게 합니다. 그들의 몸이 그만큼 순수하기 때문에 거부하는 것입니다. 그런데 온갖 공장 음식으로 오염된 우리 성인들에게는 '혼탁한 웅덩이에 설거지물을 섞는 것 정도'의 미미한 반응이 옵니다.

'삶은 개구리 증후군'Boiled Frog Syndrome이라는 말이 있습니다. 따뜻한 냄비 속에서 '어 시원하다~' 좋아하다가 나중에 물이 끓자 자기가 죽는 줄도 모르게 죽어버리는 개구리를 빗댄 말입니다. 여러분은 끓는 물속 개구리가 되지 않으시기 바랍니다. 저희 예방원 카페에 얼마 전 글이 하나 올라왔습니다. 물이 끓자 재빨리 도망쳐 나오신 분인데요. 여기에 글을 소개합니다.

"채소·과일식을 실천하고 커피를 끊은 지 4개월쯤 되었습니다. 하루 서너 잔을 안 마시고는 못 배기던 제가 레몬수와 무첨가 주스를 마시면서 과감하게 끊었습니다. 오늘 회사 외부 교육이 있어 갔더니 커피가 나왔는데 혼자만 안 먹을 수가 없어 뜨거운 아메리카노를 1잔 마셨습니다. 결과는? 오후 내내 속이 울렁거리고 토 나올 듯하고 두통도 왔습니다. 채소·과일식을 한 후 항상 9시쯤 잠들어 새벽 4~5시에 일어났는데 오늘 밤은 11시에 일어나 지금까지 잠을 잘 수가 없습니다. 아직도 속은 울렁거리고 두통이 멈추지 않습니다. 몸이 깨끗해지자 커피의 독성을 알게 된 것일까요? 커피 없이 살게 된 나에게 감사드립니다."

끓는 물속에서 따뜻하게 온천을 즐기다가 나오신 분의 체험담이었습니다. 자, 당신은 저 냄비에서 나오시겠습니까? 계속 즐기시겠습니까? 당신이 선택하실 차례입니다.

Q
과일 껍질에 묻은 흰색 가루는
농약이나 왁스 아닌가요?

A 과일 껍질에 묻은 흰색 가루를 과분果粉이라고 합니다. 이 가루를 농약이나 이물질로 오해하는 사람도 있습니다. 자두, 포도, 블루베리 등 각종 과일의 껍질에서 쉽게 볼 수 있습니다. 이 과분은 과일을 보호하는 물질이므로 먹어도 건강상 아무런 문제가 없습니다. 농촌진흥청에서도 전혀 문제가 없다고 발표한 적이 있습니다. 일종의 보호막 역할을 하는 과분을 왁스층 또는 큐티클층으로 부르는데요. 알코올류, 에스테르류, 지방산, 탄화수소 등의 성분으로 이루어져 있습니다. 과분이 잘 생성되면 대개 당도가 높고 외관도 수려해 상품 가치 또한 높은 것이 일반적입니다.

이것을 농약으로 오해하시는 분이 많은데요. 결론적으로 농약일 가능성은 '거의 없다'라고 보시면 됩니다. 국립원예특작과학원의 발표에 의하면 '과분은 표피에 설탕 가루를 뿌린 것처럼 전체적으로 골고루 묻어 있고, 가능성은 크지 않지만 만약 농약이 잔류한다면 껍질에 물방울이 마른 것처럼 얼룩져 있거나, 물방울이 흘러내린 듯한 형태의 얼룩이 보인다'라고 발표했습니다. 물론 농약이 아닌 다른 요인에 의해서도 얼룩은 발생할 수 있습니다. 농약 외에도 영양제를 뿌리거나, 비가 내려 껍질에 빗방울 자국이 남은 경우에도 얼룩이 발생할 수 있습니다.

우리나라가 이제는 호락호락한 나라가 아닙니다. 소비자들이 엄청 깐깐하기 때문인데요. 국립농업과학원에서도 '농약의 기준치를 정해두기 때문에 농약이 묻어 있을 가능성은 크지 않고 설사 농약을 뿌리더라도 유통 단계까지 가려면 여러 과정을 거치고 시간이 오래 걸리기 때문에 농약이 잔류하기 어렵다'라고 발표한 바 있습니다.

흰 가운 증후군White Gown Syndrom이라는 말이 있습니다. 흰 가운을 입은 의사 앞에서 혈압을 재면 보통 때보다 혈압이 오르는 증상이 있다고 해서 붙여진 이름인데요. '혹시 농약이 아닐까?'라는 생각 때문에 지레 겁을 먹고 과일을 멀리하는 불상사를 범하지 않으시길 바랍니다. 저는 개인적으로, 설사 있을지도 모르는 농약보다그 '무서운 생각'이 몸을 해친다고 생각합니다.

과일은 대부분 껍질 채 먹는 것이 좋지만 그 부정적인 생각이 자꾸 생긴다면 깨끗이 씻어 드시면 좋겠습니다. 차가운 물에 담가 두었다가 흐르는 물에 살짝 문질러 씻어내면 됩니다. 과도한 힘으로 문지르면 껍질이 벗겨질 수도 있으니 식초와 물을 1 대 10 비율로 혼합해 씻어내는 것도 좋은 방법입니다. 이렇게 하면 잔류 농약(가능성은 아주 희박하지만) 걱정 없이 마음껏 과일을 즐기실 수 있습니다.

Q
인간은 단것을 좋아하는 동물인데
왜 설탕은 안 된다는 거죠?

A　제가 치과의사는 아닙니다만 일단 먼저 치아를 예로 들어
보겠습니다. 우리 생각에 단것을 많이 먹으면 치아가 썩는다고 하
는데 엄밀히 말하면 틀린 말입니다. 치아가 썩고 잇몸에서 오염물
질이 나오는 것도 림프 시스템의 관점에서 보면 '자연 치유'의 과
정입니다. 대장이 완전히 깨끗해지면 오염물질이 잇몸을 통해 터
져 나오는 대신 정상적인 경로(소변과 대변과 땀 등)를 통해 몸 밖으
로 배출되기 시작합니다. 치주염이나 치통 또한 노폐물이 완전히
배출되면 저절로 사라지게 되어있습니다.

'설탕은 치과의사의 기쁨'이라는 말이 있습니다. 당신이 설탕
음식을 먹으면 먹을수록 치과의사의 주머니는 왜 두둑해지는 것일

까요? 몸을 즉각적으로 망치는 독극물을 먹으면 살기 위해 바로 토합니다. 이것이 몸의 원리입니다. 토하는 것도 일종의 자정작용입니다. 질병이 아니라는 말입니다. 그러나 비교적 안전한(?) 독극물인 설탕을 먹게 되면 우리 몸은 이것을 일단 몸 내부에서 중화시키려고 노력합니다. 그 과정에서 특히 인체의 뼈에서 칼슘을 뽑아서 중화시킵니다. 당신도 알다시피 뼈는 칼슘의 보고입니다. 칼슘이 부족하면 어떻게 될까요? 그렇습니다. 관절염으로 가는 지름길입니다. 그리고 우리 치아도 함께 영향을 받습니다. 그곳에서도 칼슘을 뽑아내기 때문에 우리의 치아는 결국 하나씩 허물어집니다.

야생동물의 경우 가지고 태어난 치아를 죽을 때까지 그대로 가지고 삽니다. 충치가 없다는 말입니다. 물론 상어의 경우처럼 턱뼈 아래에서 층층이 자라는 치아가 있어 평생 6천 개의 치아를 갈기도 합니다. 또한 야생동물은 동족끼리의 싸움으로 부상을 당하지 않는 한 평생을 같은 치아를 가지고 살다가 죽는데요. 오직 인간만이 충치로 고생하는 동물입니다.

이렇듯 설탕은 영양의 다양성이 부족할 뿐만 아니라, 우리 생명에 필수적인 성분들을 몸에서 빼앗아가기 때문에 결국 뼈와 치아를 무너뜨리게 되는 것입니다. 당신이 설탕이 듬뿍 들어간 공장 음식(사탕과 빵과 과자와 같은)을 먹으면 먹을수록 당신은 '치주염과 골다공증과 당뇨병으로 가는 초고속열차의 VIP석'에 탑승한 것과 같은 셈이 됩니다.

계속해서 강조하지만 염증이나 농양은 우리 몸이 찌꺼기를 몸 밖으로 제거하려는 천연치유 과정입니다. 노폐물과 독소가 혈관으로 침투해서 심장을 멎게 하거나 독소가 뇌로 들어가면 사망이기 때문에 우리 몸을 살리려는 자정작용이라는 말입니다. 따라서 그 염증과 농양을 일시적인 시술이나 약물로 제거해봤자 염증이 생기는 원인을 제거하지 않으면 계속해서 발생합니다.

냇물은 흘러서 강으로 갑니다. 그런데 당신 집 앞에 있는 냇물이 쓰레기(염증과 농양과 통증을 일으키는)로 막혀 있다고 생각해봅시다. 당신은 당장 인부(의사)를 불러서 쓰레기를 치울 것입니다. 그런데 다음 날 와 보니 또 쓰레기가 냇가에 쌓여있습니다. 당신은 오늘도 내일도 인부(의사)를 불러 쓰레기를 치울 것입니까? 당신은 곰곰이 생각해봅니다. 쓰레기가 상류에서 내려온다는 것을 눈치챈 당신은 계곡 꼭대기를 올라가 보았습니다. 아니나 다를까? 상류에 전원주택을 짓고 이사 온 어떤 사람이 매일 쓰레기를 미친 듯이 버리고 있었습니다. 이제 당신은 어쩔 셈인가요? 매일 쓰레기를 치우느라 헉헉댈 것인가요? 상류의 미친 인간과 담판을 질 것인가요? 당신은 나의 이 충고가 과도하다고 비판할 수도 있습니다. 그렇다면 나도 할 수 없습니다. 당신은 오늘도 쓰레기와 인부, 내일도 쓰레기와 인부, 다음 달도 쓰레기와 인부, 그렇게 살 수밖에 없습니다.

쓰레기가 쌓이는 원인을 원천 봉쇄하라는 말입니다. 쓰레기가 쌓이면 통증 또한 당연히 계속됩니다. 통증이란 우리 몸에서 무리하지 말고 쉬라는 명령이며 음식물을 먹지 말라는 명령입니다. 몸이 아프면 식욕이 생기지 않는 것도 치유 반응인데, '아플수록 먹어야 한다'라는 말은 몸의 원리를 정반대로 거스르는 궤변이 아닐 수 없습니다. 독소를 계속 집어넣으면서 그 쌓인 독소(염증과 농양)를 일시적으로 제거해봐야 헛일이기 때문입니다. 증상을 제거하지 말고 원인을 제거하라는 말입니다.

설탕은 그 자체가 해로울 뿐만 아니라 다른 과일들과 함께 쓰였을 때 그 과일들의 가치도 손상시킵니다. 우리는 가끔 토마토가 덜 달다고 설탕을 치는 경우가 많은데요. 저희 어머니도 제가 어렸을 때 토마토에 설탕을 듬뿍 쳐서 접시에 담아주곤 했습니다. 과일은 몸의 정화제입니다. 입에서는 시큼한 산성 맛이 날지라도 만약 잘 익은 상태라면 체내에서는 알칼리 반응을 일으킵니다. 그런데 만약 설탕이 더해지면 소화 과정에서의 화학반응이 완전히 바뀌어 체내에서 과도한 산을 생성시키게 됩니다. 이 책을 읽고 깊이 생각한 당신은 분명히 비만과 질병과 노화에서 해방되기 위해 왜 우리가 설탕과 설탕 음식(각종 빵과 음료와 사탕)들을 식단에서 완전히 제거해야 하는지 깨닫게 될 것입니다. 어떤 지식을 갖는 것도 중요하지만 자연의 이치를 깨닫는 것이 더 중요하다는 사실을 알아야 합니다.

설탕은 그것을 정제하는 과정에서 모든 생명과 영양분이 흔적도 없이 제거됩니다. 모든 효소, 섬유질, 비타민, 유기미네랄이 제거되고 오로지 죽은 당분만 남습니다. 설탕은 왜 인간을 뚱뚱하게 만드는 1급 범죄자인가요? 설탕은 영양소가 전혀 없는 칼로리 덩어리일 뿐입니다. 설탕은 텅 빈 칼로리이기 때문에 필요한 영양분을 보충하기 위해 과식하게 만듭니다. 설탕이 많이 들어있는 음식을 먹으면 몸은 자연히 음식을 더 먹게 되어있습니다. 설탕에는 영양가가 없으니 다른 음식으로 몸에 필요한 영양소를 채워야 하기 때문입니다. 음식을 더 먹게 된다는 말입니다. 당연히 체중이 늘게 됩니다.

설탕은 흰옷을 입은 악마로 불리기도 합니다. 그러나 저는 설탕이 흰 옷을 입었든 갈색 옷(황설탕)을 입었든 흑색 옷(흑설탕)을 입었든 모두 악마라고 말하겠습니다. 우리가 일반적으로 알고 있는 사실과 달리 황설탕과 흑설탕은 백설탕에 캐러멜 색소를 첨가한 것입니다. 캐러멜이라는 감미로운 이름과 달리 이 색소는 발암물질입니다. 이 캐러멜 색소에는 메틸이미다졸Methylimidazole이 포함되는데 각종 빵과 과자, 그리고 콜라 등에 먹음직스럽게 보이기 위해 첨가됩니다. 세계보건기구WHO와 국제암연구소IARC는 캐러멜 색소에 첨가되는 메틸이미다졸을 발암물질로 규정한 바 있습니다.

저는 당신이 굳이 아주 단것을 먹고 싶다면 저는 천연꿀이나 조청을 추천하고 싶습니다, 가격이 비싸 망설이신다면 사탕수수와 사탕무에서 얻어낸 원당인 비정제당을 추천합니다. 비정제당은 설탕의 현미라 불리기도 합니다.(한국에서는 필리핀 파나이섬**Panay I.**에서 공정무역을 통해 판매하고 있는 '마스코바도'와 같은 비정제 원당이 판매된다: 편집자 주) 그러나 천연 꿀이나 천연 조청이나 비정제당도 열로 가열한 이상 모든 효소와 미네랄이 제거된다는 점을 잊지 마시기 바랍니다. 우리 몸이 가장 원하는 당의 형태는 천연의 과당입니다.

이것은 과일에 충분하고 넘치도록 함유되어있습니다. 이 과당은 소화하는 데 거의 힘들일 필요가 없고 즉시 효율적인 에너지로 전환됩니다. 우리 몸은 과당을 즉시 흡수해서 곧바로 포도당으로 전환시킵니다. 전환된 포도당은 즉시 몸의 연료로 사용되며, 미래의 에너지로 사용하기 위해서 간에 글리코겐**Glycogen**의 형태로 저장됩니다. 바로 이런 이유 때문에 역사상의 모든 호모사피엔스가 이 천연 상태의 단맛을 좋아하도록 진화했다는 말입니다. 그러나 불행하게도 산업혁명 이후 최근 200여 년 동안 이 천연 상태의 당을 정제된 설탕으로 대체해옴에 따라 그 대가를 톡톡히 치르고 있는 것입니다.

이제는 어른들뿐만 아니라 아이들에게도 당뇨가 심각한 질환으로 등장함으로써 설탕 소비를 줄여야 한다는 경고성 보도가 일반화되어 있습니다. 그러나 어떤 의사는 '당뇨병 환자는 항상 주머니에 사탕을 넣고 다녀야 합니다'라고 말하기까지 합니다. 설탕 음식을 좋아하는 사람은 당뇨병 환자이기 십상인데, 장작불에 석유를 뿌릴 때처럼 짧은 시간에 당이 올랐다가(불에 탔다가) 급격하게 당이 떨어지는 저혈당 현상(1시간 태울 장작이 10분 만에 꺼지는 현상)이 나타나기 때문입니다. 이것은 마치 원인을 제거하지 않고 끊임없는 원인을 제공하는 것과 같습니다.

우리가 음식, 사탕, 혹은 음료 등 어떤 형태로든 설탕을 섭취하게 되면 그 설탕은 우리 체내에서 발효되어 아세트산Acetic Acid, 탄산 및 알코올을 생성합니다. 아세트산은 피부의 사마귀를 불살라 버리기 위해서 쓸 정도로 매우 강력하고 파괴적입니다. 그것이 피부를 태울 수 있다면, 내장의 섬세한 조직에 어떠한 손상을 가져올지는 여러분의 상상에 맡기겠습니다.

우리가 설탕을 먹거나 설탕이 함유된 청량음료를 마시면 췌장에 막대한 영향을 주게 됩니다. 췌장은 '제2의 위'라 불리는 십이지장에 붙어서 그 한가운데로 미세관을 통해 인슐린이라는 소화액을 분비하는 장기입니다. 우리가 설탕 음식을 먹거나 마시면 췌장은 과로하게 되어, 그 기능이 떨어지게 되는데 현대의학은 이를 '인슐린 저항성'이라 부릅니다.

제가 말하는 설탕은 백설탕, 황설탕, 흑설탕, 올리고당, 메이플 시럽 등 모든 종류의 설탕이 다 포함됩니다. 이들은 모두 열에 의해 가공된 것입니다. 이 중 백설탕이 가장 파괴적이고 몸에 손상을 주는데 왜냐하면 통상적으로 황산을 사용하여 하얗게 정제 처리하기 때문입니다. 인체에 가치가 있는 유일한 당분은 생과일에 들어있는 천연당뿐입니다. 신(자연)은 우리에게 이렇게 말씀하셨습니다.

하나님이 이르시되 내가 온 지면의 씨 맺는 모든 채소와 씨가 진 열매 맺는 모든 나무를 너희에게 주노니 너희의 먹을거리가 되리라.(창세기 1장 29절)

Q
채소에 칼륨이 많아서
신장이 나쁜 사람은
피하라는데 사실인가요?

A 앞에서도 말씀드렸듯이 어떤 1가지 성분만 가지고 음식을 평가하는 것은 잘못된 일입니다. 돋보기와 현미경을 들이대고 분석하고 쪼개면 끝도 없습니다. 가령 다음 주에 기말고사를 봐야 하는 학생이 있다고 가정해봅시다. 인수분해 한 문제가 잘 안 풀립니다. 친구에게 물어도 모르고 선생님에게 물어봐도 이해가 가지 않습니다. 자, 당신은 기말고사 때까지 물고 늘어지시겠습니까? 기말고사는 국영수와 사회와 과학을 모두 평가하는 시험입니다. 당신은 인수분해 한 문제 때문에 기말고사를 망치는 어리석음을 범하지 않으시기 바랍니다.

저는 계속해서 '산 음식을 먹으면 비만과 질병이 사라진다'라는 메시지를 전달하고 있습니다. 채소와 과일에 많이 들어있는 칼륨은 우리 몸에 꼭 필요한 성분이지만 과하면 심각한 문제를 일으킬 수 있는 것도 사실입니다. 칼륨이 높은 상태를 고칼륨 혈증이라고 부릅니다. 이런 걱정들 때문에 많은 신부전 환자들이 그 좋은 채식을 포기하고 있습니다. 신장은 우리 몸의 노폐물을 배설하는 기능을 합니다. 신장 기능이 저하된 분들은 칼륨을 잘 배출하지 못하는 것도 사실입니다.

과일은 당을 올리고 채소는 신장에 나쁘다면서 채소와 과일만 보면 큰일 날 것처럼 안절부절하시는 분들도 계십니다. 그러면 그분들에게 제가 묻겠습니다. 모든 병은 혈관병이라는 사실에 동의하십니까? 그분들은 '네'라고 끄덕이십니다. 그러면 제가 다시 묻겠습니다. 혈관에 낀 기름때를 벗겨내고 혈관의 노폐물을 청소해서 밖으로 배출하는 음식이 과일과 채소라는 데 동의하십니까? 이 책을 거의 끝까지 읽으신 당신은 '네'라고 고개를 끄덕이십니다. 당신이 칼륨 성분 하나만 농축해서 만든 영양제를 먹는다면 신장에 큰 문제를 일으킬 수 있습니다. 그러나 과일과 채소에는 칼륨 한 성분만 있는 것이 아닙니다. 수많은 유기미네랄과 비타민이 서로 협력해서 노폐물(신장결석 포함)을 제거합니다.

우리나라 70세 이상 노인들의 사망원인 1위는 폐렴인데요. 이것이 무슨 말이냐 하면 '숨을 못 쉬어서 죽는다'입니다. 그래서 각종 범죄에서 뚜렷한 사망원인을 모를 경우 '폐질환'이라고 판명하는 이유입니다. 또한 신부전증이란 '신장의 기능 저하로 인해 질소화합물을 포함한 노폐물이 신장에서 배출되지 못하고 체내에 저류되는 상태'를 말합니다. 결국 혈관 흐름의 문제입니다. 그래서 병원에서도 신부전증 환자의 사망원인을 심장을 비롯한 심혈관계 문제로 결론을 내리는 것입니다.

칼륨이 신장 활동에 방해된다고 해서 그것을 예방하는 음식을 먹지 말라는 것은 '감기에 걸릴 확률이 1%이니 절대로 등산을 하지 말라'는 말과 무엇이 다르겠습니까? 숫자와 증거를 좋아하시는 당신을 위해서 일본 니가타 대학병원新潟大学病院 병원의 연구 결과를 말씀드리겠습니다. 20세 이상 성인 2,000여 명을 대상으로 2008~2016년까지 햇수로 무려 10년 동안 연구한 결과인데요. 환자의 절반은 신부전증이 없는 환자였고 나머지 절반은 신부전증이 있는 환자였습니다.

10년이라는 기간 동안 모든 환자를 관찰한 결과 신부전증이 있든지 없든지 채소와 과일을 매일 먹는 사람의 사망률이 가장 낮은 결과를 보였습니다. 특히 채소와 과일을 가끔 먹는 사람들의 경우 채소와 과일을 매일 먹는 사람보다 사망률이 무려 26%나 높았습니다. 채소와 과일을 아예 먹지 않은 사람의 경우에는 어땠을까요? 사망률이 무려 60%나 높았습니다. 이것은 아주 충격적인 결과가 아닐 수 없습니다.

　칼륨 때문에 채소와 과일을 못 드시겠다면, 제약 회사와 식품 회사의 연구비를 받지 않고 순수하게 자체 연구한 니가타 대학의 연구 결과를 믿지 않으시면　됩니다. 칼륨 때문에 채소와 과일을 못 드시겠다면, 무려 10년 동안 2,000여 명을 대상으로 남모르게 고생하신 니카다 대학병원의 수고로움을 무시하셔도 됩니다. 이것 또한 당신이 선택하실 일입니다.

Q
자외선차단제는
왜 위험하다는 거죠?

A 텃밭을 가꾸어본 사람은 똑같은 식물을 양달과 응달에 심었을 때 자라나는 속도에 엄청난 차이가 난다는 사실을 알게 됩니다. 모든 식물과 동물은 사실상 태양에너지로 생존합니다. 태양은 에너지의 처음이자 끝판왕입니다. 당신은 이 태양에너지가 피부를 조금 검게 만든다고 해서 에너지를 모두 차단하시겠습니까? 그것은 마치 개미 한 마리가 집으로 들어왔다고 해서 나무로 만든 집을 모두 태워버리는 것과 같습니다.

우리 호모사피엔스는 700만 년 전 아프리카를 나와 추운 지방으로 이동하면서 검은 피부를 잃어왔습니다. 아프리카 흑인들의 피부가 검고 추운 지방 백인들의 피부가 희고 한국인의 피부가 중간인 것은 다 이유가 있습니다. 바로 멜라닌Melanin 색소 때문입니다. 이 멜라닌은 천연 자외선 차단제입니다. 피부를 보호하는 전사戰士라고 보면 맞습니다. 햇빛이 지나치게 강렬하면 멜라닌 세포를 만들어 피부를 보호해줍니다. 뜨거운 열대지방 사람들의 피부가 검고 햇빛이 적은 북유럽 사람들의 피부가 하얀 이유입니다.

태양의 자외선은 → 갑상샘을 자극해서 → 호르몬 분비를 증가시키고 → 신진대사율을 증가시킵니다. 우리가 '기초대사율이 높아야 살이 빠진다'라고 하는데 바로 이 대사율이 신진대사율과 같은 말입니다. 요즘은 공장 음식 때문에 조금 다르긴 하지만, 일반적으로 어린이나 청소년들은 대사율이 높아 살이 쉽게 찌지 않습니다. 나이가 들수록 대사율이 떨어져 살이 찌기 쉽습니다. 당신은 자외선 차단제를 바른 다음 대사율을 떨어트려 살을 찌우기 원하십니까?

제주도에는 흑돼지가 유명합니다. 그런데 요즘 제주도에 가서 여기저기를 다녀보아도 흑돼지 키우는 곳을 보기 힘듭니다. 왜 그럴까요? 돼지우리를 모두 검은 천막으로 막아서 밖에서는 보기 힘들게 해놓았기 때문입니다. 검은 천막 여러 동이 있는 입구에 '무슨무슨 농원' 이렇게 표시해 놓은 곳을 발견하신다면 그곳이 바로 흑돼지 농장입니다. 왜 검은 천막으로 막았을까요? 맞습니다. 바로 살을 찌우기 위해서입니다. 햇빛을 막아 대사율을 낮추어야만 살이 찌기 때문입니다.

최근 스웨덴 웁살라 대학교Uppsala University에서 어린이를 대상으로 진행한 비만 연구에서 지난 코로나 동안 2018년에 비해 어린이들의 비만율이 30% 이상 증가했다는 연구 결과를 발표했습니다. 무려 20만 명의 어린이를 대상으로 한 연구입니다. 집에서 부지런히(?) 식사한 영향도 있지만 연구진들은 햇빛 노출 부족을 가장 큰 영향 중 하나로 꼽았습니다. 그러니까 햇빛에 노출될수록 살이 빠진다는 말입니다. 당신은 햇빛을 차단하여 살이 찐 다음 다이어트 약을 드시겠습니까? 다이어트 약의 부작용으로 또다시 우울증 약까지 드시겠습니까? 제약 회사들은 자외선차단제로 1차 돈을 벌고, 다이어트 약으로 2차 돈을 벌고, 우울증 약으로 3차 돈을 벌고 병원 장례식장에서 4차로 돈을 벌어 제국을 완성합니다.

자외선이 피부에 닿으면 피부암에 걸린다고 제약 회사들은 순진한 당신을 위협합니다. 호모사피엔스의 피부는 햇빛에 매우 민감해서 한계 이상으로 노출되면 거부반응을 일으킵니다. 그래서 태양이 지나치게 따가우면 나무 그늘로 가서 쉬거나 찬물에 몸을 담그면서 진화해왔습니다. 침팬지에서 분화하면서 아프리카 밀림에서 나오면서 자외선차단제를 들고나오지 않았다는 말입니다. 오히려 노르웨이나 핀란드 같은 위도 66.5도 이상의 북유럽 국가에 사는 사람들에게 피부암의 일종인 흑색종이 발생할 가능성은, 지중해의 햇빛에 노출된 사람에 비해 10배 이상 높은 것으로 알려져 있습니다.

　모든 약물이 그렇지만 자외선차단제 또한 매우 위험한 약물입니다. 자연 치유 이론으로 유명한 안드레아스 모리츠Andreas Moritz는 그의 저서 〈햇빛의 선물〉Heal Yourself with Sunlight(에디터 출간)에서 다음과 같이 말합니다.

　"자외선이 비추는 양은 지구의 적도에 가까워질수록 증가한다. 분석 결과 적도에서 가장 멀리 떨어진 나라의 폐암 발병률이 가장 높고, 적도에서 가장 가까운 나라의 폐암 발병률이 가장 낮다는 사실을 밝혀냈다. (중략) 겨울에 일조량이 부족한 미국 북동부 뉴잉글랜드에서는 13가지의 암 발병률이 다른 지역에 비해 매우 높게 나타난다. 직장암, 위암, 자궁암, 방광암을 비롯한 여러 암으로 인한 사망률은 남서부 지역에 비해 거의 2배 가까이 된다. 두 지역의 식습관 역시 고려되었지만 그 차이는 크지 않은 것으로 보인다. (중략) 세계적으로 피부암의 일종인 흑색종 발병률이 가장 크게 증가한 지역은 모두 화학적으로 제조한 자외선 차단제가 가장 많이 판매되는 지역이다."

(안드레아스 모리츠 저, 정진근역 ,햇빛의 선물-에디터, 2016년, 59쪽)

앞에서 제가 '비타민D는 햇빛으로 충전하라'라고 말씀드렸습니다. 그런데 자외선 차단제를 바르고 모자를 쓰고 선글라스를 쓰고, 외계인처럼 몸을 칭칭 감은 채 외출을 하면 암 발생률을 높이는 것만이 아닙니다. 자외선 차단지수SPF가 8 정도로 매우 낮은 자외선차단제조차 피부에서 만들어지는 비타민D의 95%를 감소시키는 것으로 알려져 있습니다.

앞에서 또한 활성산소가 질병을 일으키고 수명을 단축하는 독성물질이라는 점을 말씀드렸는데요. 자외선차단제가 그 나쁜 활성산소를 만드는 물질입니다. 또한 에스트로겐 호르몬을 과도하게 발생시켜 성적 특성을 모호하게 만들어 정상적인 성적발달에 지장을 초래하는 화학물질입니다. 저는 요즘 남녀 구분을 어렵게 하는 '성분별이 모호한 현상' 또한 과도한 공장 음식과 각종 약물이 원인이라고 주장합니다. 당신은 당신의 자녀에게 자외선차단제를 덕지덕지 바르라고 호통을 치면서 '성분별이 모호하다'고 부모 자식의 인연을 끊겠다며 또 다시 호통을 치시겠습니까? 자외선차단제를 덕지덕지 바르라고 호통을 치면서 '살 좀 빼라'고 또 다시 호통을 치시겠습니까?

당신에게 불안을 조장해서 호주머니를 터는 세력들이 있습니다. 그들은 그렇게 돈을 벌어왔고 앞으로도 그럴 것입니다. 저는 그들에게 속지 마시라고 합니다. 속지 말라는 말을 하면서 저는 돈을 벌지 못합니다. 당신은 어느 쪽이 진실이라고 생각하십니까? 이 세상의 모든 질병과 비만은 '자연으로 돌아가기만 하면 해결된다'라고 거듭 말씀드립니다.

3달 만에 8kg이 줄었고
매일 한 번씩 바나나 변을 봅니다

(이정숙, 부산, 57세 여성)

저는 또래들보다 키가 큰 편(167cm)이다 보니 살이 쪄서 덩치가 장난이 아니었습니다. 채소·과일식 110일 차를 보낸 지금은 77kg에서 8kg이상 줄어들었고요. 특별히 고기나 가공식품을 먹지 않으면 꾸준히 줄어들고 있습니다. 목표체중을 향해 열심히 가고 있는데 목표 달성(63kg) 후 조금 더 감량해 볼 생각입니다. 사실 살을 빼려고 시작한 채소·과일식이었는데 그보다 더 좋은 결과들이 한꺼번에 선물로 주어졌습니다.

첫 번째, 변비가 사라졌습니다. '지금의 당신은 당신이 먹은 것의 결과물이다You Are What You Eat'라는 말이 있습니다. 저는 이 말을 '당신이 먹은 것이 당신의 방귀 냄새를 만든다'라고 말하고 싶습니

다. 고기나 가공식품을 먹은 후에는 스스로 부끄러울 정도로 냄새
가 지독했습니다. 그러나 채소·과일식 이후 방귀를 잘 뀌지도 않
고 뀌더라도 냄새가 거의 없어졌습니다. 심한 변비로 1주일에 1~2
번 보던 것을 이제는 매일 아침 같은 시간에 힘들이지 않고, 휴지가
필요 없을 정도로 바나나처럼 매끈한 변을 보게 되었습니다.

　두 번째, 빠지던 머리가 멈추었습니다. 머리카락이 많이 빠지
길래 '역시 세월은 비껴갈 수 없구나' 체념했었습니다. 머리카락
이 나풀거리는 것이 싫어 뒤로 질끈 묶고 일을 하는 제게 다들 머
리숱이 너무 적다고 뒤에서 입을 모았습니다. 젊었을 때는 숱이 많
아 파마를 하면 추가 요금을 내야 했었는데 말이죠. 채소·과일
식을 시작한 이후 빠지는 머리카락을 모아 사진을 찍어두었는데
1/2→1/3→1/4로 줄어들고 있습니다. 더구나 지금은 머리카락이
빠졌던 모공에서 자라 올라온 짧은 머리카락이 빼곡할 정도입니
다. 다시 나고 또 자라고 있습니다.

　세 번째, 더 이상 손톱이 부러지지 않았습니다. 조금만 자라
도 자꾸 부러지고 찢겨서 항상 손톱을 짧게 깎아야 했습니다. 채
소·과일식을 하면서도 습관처럼 짧게 잘랐는데 어느 때인가 바빠
서 깎을 타이밍을 놓쳐서 꽤 길었는데 웬걸 부러지지도 찢기지도
않고 오히려 탄력이 느껴지더라고요.

　저는 고지혈증 진단을 받고 약을 먹은 지 거의 9년 정도 됩니

다. 당뇨 전 단계로 진단을 받았지만 약은 먹지 않고 계속 지켜보는 중입니다. 2개월에 한 번씩 병원에 가서 약을 받고 6개월에 한 번씩 피검사, 소변검사, 심전도검사를 받아왔는데 최근에 그만둘까 생각 중입니다. 질병의 숫자가 4만 개라는 말을 들었습니다. '잦은 검사가 새로운 질병을 만든다'는 조승우 원장님의 말씀이 맞다는 생각이 듭니다. 진료기록부에 쓰인 숫자가 아니라 현재 제가 느끼는 컨디션을 믿기로 했습니다.

— 네이버 예방원 카페, 완전 배출 사례 중에서

"한 걸음씩 한 걸음씩 걸어서 왔지요."

한약사 조승우

세 살배기 어린 아들과 아내가 잠든 깊은 밤에 홀로 깨어, 톨스토이가 깃털 펜에 잉크를 찍어 글을 쓰듯이 조심스레 두 번째 책을 써왔습니다. 첫 번째 책 〈채소과일식〉이 비록 베스트셀러가 되는 행운을 얻었으나 저는 항상 무언가 부족하다는 생각을 해왔습니다. 끝내는 나의 이론과 실천이 나 혼자만의 생각이 아니라, 인류학자들이나 서양 대가들의 이론과 다르지 않다면 그것을 책 속에 녹여내야겠다는 생각에 이르렀습니다. 그래서 책장에 꽂혀 있는 책들을 다시 읽고 밑줄을 치고 원고에 옮겨 쓰고 출판사와 의견을 교환하고…. 그렇게 이 책 〈완전 배출〉이 탄생했습니다.

이 책은 제가 한사코 마다했으나 출판사 대표님이 총 네 권의

〈완치 시리즈〉를 기획하자고 욕심을 내신 결과물입니다. 방송과 유튜브 출연에 한약국 일까지 제가 계속 책을 낼 수 있을까 의문입니다만, 완치 시리즈의 첫 번째 책으로 〈완전 배출〉을 조심스레 선보입니다.

첫 번째 책 〈채소과일식〉에 이어지는 〈완전 배출〉은 두 번째 책이자 완치 시리즈의 첫 번째 책인 셈입니다. 모든 것을 깨닫고 실천하는 사람은 쉽게 말하는 법인데 제가 설익은 지식으로 어렵게 쓰지 않았을까 걱정이 됩니다만, 이번 책도 가능한 한 쉽게 썼고 재미있고 술술 읽히도록 노력했습니다.

채소과일식이란 '산 음식을 먹으면 살고, 죽은 음식을 먹으면 죽는다'라는 건강에 관한 저의 철학입니다. 그러나 그것은 단순히 건강에만 국한된 문제가 아닙니다. 저는 채소과일식을 실천하면서 질병과 비만에서 해방되면서 새로운 인생을 시작하게 된 놀라운 경험도 함께 가지고 있습니다.

몸이 바뀌면 생각이 바뀌고 인생이 바뀐다고 했는데, 저 또한 '욕심 많은 인생'에서 '단순한 삶'으로 전환하는 계기가 되었습니다. 채소과일식을 하자→스트레스가 줄었고→욕망과 욕심을 버렸고→집착과 소비가 줄어들었습니다. 그 많던 신발을 버렸고 지금은 신발 세 켤레로 충분해졌습니다. 한약사 유니폼도 겨울 두 벌 여름 두 벌로 단순화시켰습니다. '남에게 보여주는 인생'에서 벗어났기 때문인데요. 이처럼 '세상 편한 인생'도 모두 채소과일식 덕분입니다. 채소과일식을 한다는 것은 마음 수행임을 다시 한번 깨달았습니다. 여러분도 꼭 이 신기한 경험을 누리시길 부탁드립니다.

최고의 배우자란 '같은 가치관'을 가진 사람이라는 것이 저의 생각입니다. 그런 면에서 저는 행운아입니다. 똑같은 생각을 가지고 저에게 힘을 실어주고 동고동락해준 사랑하는 아내에게 고마움과 사랑과 존경을 드립니다. 또한 저와 똑같은 생각으로 오랫동안 '채식 한 길'을 걸어오신 사이몬북스 대표님께도 감사의 말씀을 드립니다.

제가 처음 〈채소과일식〉 책을 출간했을 때 '과연 이런 책의 독자가 많이 있을까?' 하는 의문을 가졌던 것도 사실이었는데요. 제가 '인류 원형의 음식을 주장하면서 공장 음식과 제약산업의 불편한 진실'을 얘기하자 의외로 반응이 뜨거웠습니다. 저는 많은 독자 여러분이 진실에 목말라 있음을 확인했고 이 길에 제 인생을 바쳐야겠다고 결심했습니다. 또한 제가 운영 중인 예방원 카페 식구들은 변화된 몸과 마음을 매일 사진과 함께 게시물을 올려주셨고 저 또한 매일 감동하고 있습니다. 이런 결심에 힘을 실어주신 예방원 네이버 카페 식구들에게도 깊은 감사와 사랑을 전합니다.

이 책을 통해 더 이상 채소과일식에 대한 두려움과 공포 마케팅에 흔들리지 않으시리라 확신합니다. '무엇 무엇이 그렇게 몸에 좋대' 또는 '이 의사는 이렇게 말하고 저 의사는 저렇게 말하는데 어쩌란 거지? 에라 모르겠다~'라는 생각에서 벗어나리라 생각됩니다. 더 이상 여러분의 소중한 돈을 뺏기 위한 위협 마케팅에 끌려 다니지 않으시리라 장담합니다. 내 삶의 주인은 내가 되어야 한다는 가치관을 갖게 되리라 생각됩니다. '한 번 속은 사람이 두 번 속는다'라는 옛말이 있습니다. 중국의 진시황이 그랬듯이 이 세상 어떤 약도 건강과 수명을 늘려줄 수는 없습니다. 좋은 식생활 습관만이 유일하게 건강 나이와 수명을 늘려주는 유일한 길입니다. 최고의 치유는 예방입니다.

〈완전 배출〉도 목차를 골라 어느 부분을 먼저 읽으셔도 상관은 없습니다. 다만 이해도를 높이기 위해 순차적으로 읽으실 것을 권합니다. 제가 이 책을 쓰게 된 것은 '채소과일식의 중요성을 부정하는 세력들에게 강력한 경고장을 날리기 위해서'가 아닙니다. 그보다는 〈채소과일식〉을 읽고도 여전히 비타민C와 각종 영양제와 유산균 등을 챙겨먹어야 한다고 생각하시는 분들을 위해서입니다. '채소과일식만으로는 단백질이 부족하지 않느냐'라고 질문을 하시는 분들을 위해서입니다. 그렇게 자신의 건강을 위협하는지도 모른 채, 생판 모르는 남의 호주머니에 돈을 꽂아주시는 분들을 위해서입니다. 결국 행복한 삶은 먹는 것부터 바뀌어야 합니다. 죽은 음식이 아닌 살아 있는 음식을 먹어야 합니다. 그것이 출발점입니다.

요즘 담배를 피우지 말라는 금연 캠페인 '노담 사피엔스'가 유행어입니다. 그래서 저는 '채소과일 사피엔스'가 되자고 주장합니다. 본문에 있는 많은 인류학자와 과학자들이 증명한 것처럼 우리 인간은 식물(채소와 과일)을 먹으며 진화해왔고 지금까지 생존하고 있다는 사실을 깨달으시리라 믿습니다. 그것을 깨닫는 순간 체중계에 오르고→다이어트 약을 먹고→살이 빠졌다가→요요 현상으로 다시 살이 찌고→또 다시 체중계에 오르는 이 악순환의 고리를 깰 수 있습니다. 진단을 받고→의사의 한 마디에 얼굴이 백지장이 되고→약을 먹고→입원을 하고→수술을 받고→결국 대학병원 장례식장으로 향하는 이 악순환의 고리를 탈출할 수 있습니다. 개인의 행복과 함께 지구환경과 기후위기까지 이겨낼 수 있습니다.

한 산악인이 히말라야산맥의 에베레스트산을 오르려 동료들과 함께 며칠째 등반을 하고 있었습니다. 고산증과 추위에 너무 힘이 들었습니다. 한참을 오르고 있는데 허연 수염의 노인이 반대편에서 혼자서 내려오고 있었습니다. 장비도 없이 지팡이 하나가 전부였습니다. 깜짝 놀란 산악인들이 물었습니다.

"아니, 어르신, 어떻게 저 높은 봉우리를 혼자서 걸어 내려오셨습니까?"

"한 걸음씩 한 걸음씩 걸어서 왔지요."

노인은 등반대 일행을 스쳐 지나가면서 아무렇지도 않게 대답하며 걸어 내려가더랍니다. 제가 사석에서 들은 얘기입니다. 물론 재미 삼아 하는 농담이었습니다. 그러나 저는 그 말을 듣고 큰 충격을 받았습니다. 인생도 그런 것이구나….

과일과 채소와 무첨가 주스를 주식으로 하는 것이 초기에는 쉬운 일만은 아닙니다. 그러나 오늘 실패하면 내일이 또 있습니다. 전쟁을 치르듯이 하실 필요는 없습니다. 오늘도 있고 내일도 있고 모레도 있습니다. 그러나 흔들리실 때마다 히말라야 노인의 이 말씀을 꼭 기억하시기 바랍니다.

"한 걸음씩 한 걸음씩 걸어서 왔지요."

"우리는 이 책이 시골의 조그만 서점에 꽂혀 있다가 우연히 들른 한 소녀에게 선택되어 가슴에 꼭 안고 돌아서는 뒷모습을 상상합니다"

사이몬북스 대표 강신원

눈 내리고 불이 꺼진 창문 밖에서 누군가 노크를 합니다. 눈을 비비고 슬리퍼 차림으로 나가보니 어디서 많이 본 사람이 서 있습니다. 누구시더라…. 촛불을 들고나와 자세히 보니 퍼붓는 눈을 맞으며 서 있는 한 사람, 이 책의 저자 조승우 한약사입니다. 유튜브에서 수십만 수백만 조회수를 기록하며 승승장구하는 〈채소과일식〉의 저자입니다. 그는 다짜고짜 다음 책은 사이몬북스에서 책을 내고 싶다고 우겼습니다.

1인 출판사에다 직원도 없이 허름한 골방 같은 사무실에서 번역과 편집을 해가면서 겨우겨우 생계를 이어가는 듣보잡(?) 출판사의 입장에서 이 홈런타자의 방문은 뜻밖의 일이었습니다. 당신이 출판사 입장이라면, 유튜브 조회수 5천 만 뷰를 달성하고 건강 분야 40주 연속 1위를 기록한 작가가 '당신 출판사에서 책을 내고 싶다'며 원고를 싸가지고 온다면 놀라지 않겠습니까?

당신이 시골 야구팀의 감독이라고 가정해 볼 때, 잠실 야구장에서 팬들의 환호를 받으며 홈런 1위, 타율 1위를 기록하고 있는 선수가, 지방의 허름한 3부 리그 팀(낮에는 자동차 수리공이나 목수를 하면서 밤에만 훈련하는 선수들로 구성된)에서 뛰겠다고 찾아온다면 놀라지 않겠습니까? 많은 팀에서 고액 연봉을 제안받았지만 여기가 자기 고향이라는 것입니다. 연봉은 아무래도 좋으니 고향 팀에서 뛰고 싶다는 것이었습니다.

채식과 자연치유 한 분야를 고집하는 사이몬북스의 책들을 읽고 체력을 키웠고 사이몬북스의 책들을 읽고 홈런타자를 완성했다는 것입니다. 저는 뭐 이런 '낮도깨비 같은 상황이 있나' 싶었지만, 눈이 퍼붓는 산길을 자청해서 걸어온 홈런타자와 많은 이야기를 나누었습니다. 저는 어떻게 유튜브에서 수백만 조회수를 매번 기록했는지 그 비결을 물었습니다. 자기는 원고 없이 그냥 말했을 뿐이라는 것입니다. 간단한 메모지만 준비해서 속에 있는 것들을 그냥 끄집어내서 진실을 풀어냈을 뿐이라고 겸손해했습니다.

원고도 없었다고? 저는 의사나 약사들이 유튜브에 나와서 방송용 스크린을 보고 줄줄이 읽는다는 사실을 잘 알고 있었습니다.

독자들이 유식한 의사와 약사를 좋아하기 때문에(?) 이태리어와 그리스어로 된 현란하고 어지러운 용어를, 솜사탕처럼 부풀려 풀어낸다는 사실도 잘 알고 있었습니다. 그런데 원고가 없다고? 아하! 이 야구선수가 홈런타자인 이유가 있구나….

그러니까 이론을 달달 외워서 말하는 사람은 전혀 다른 상황 (다른 방송국의 다른 주제)이 발생하면 아무 말도 할 수가 없는 법입니다. 모르기도 하지만 깨달음이 없기 때문입니다. 그러나 조승우 원장은 몸의 원리와 음식의 이치를 깨달은 사람이었습니다. 거기에다 직접 실천하면서 그 원리와 이치를 증명하는 사람이었습니다. 그러니까 투수가 슬라이더를 던지든 체인지업을 던지든 커브를 던지든 상관없이 자기만의 체득화된 타격자세로 계속 홈런을 때릴 수 있었던 것입니다.

우리는 일주일에 한 번 정도 만나 새 책에 대해 서로의 의견을 나누었습니다. 그것은 마치 지오디(GOD) 노래 '어머님께' 가사와 같이 뭉클한 경험이었습니다.

"아버님 없이 마침내 우리는 해냈어.

마침내 조그만 식당을 하나 갖게 됐어.

그리 크진 않았지만 행복했어.

주름진 어머니 눈가엔 눈물이 고였어.

어머니와 내 이름의 앞 글자를 따서

식당 이름을 짓고 고사를 지내고

밤이 깊어가도 아무도 떠날 줄 모르고…"

우리는 이 책이 많은 사람에게 읽혔으면 하는 바람입니다. 그러나 우리는 이 책이 허접한 베스트셀러가 되기보다는, 갈길 몰라 방황하는 가출 소년이 기차역 전광판을 보며 서성일 때 '이리로 가라'는 화살표가 되기를 바랍니다. 우리는 이 책이 시골의 조그만 서점에 꽂혀 있다가 우연히 들른 한 소녀에게 선택되어 가슴에 꼭 안고 돌아서는 뒷모습을 상상합니다. 우리는 이 책의 뜯겨나간 책표지에 테이프를 붙였고, 되새김질하듯 자주 읽어 본문이 해졌으나, 친구에게 애인에게 빌려주되 '꼭 돌려 달라'고 말하는 책이 되길 바랍니다.

우리는 '어머니와 내 이름의 앞 글자를 따서 식당 이름을 짓고 고사를 지내듯' 밤새 책을 만들었고 이제 새벽이 밝았습니다. 우리는 찌그러진 봉고차에 책을 가득 싣고 1부, 2부, 3부 리그 팀들이 모두 출전하는 '전국 총출동 야구선수권대회'를 향해 운전대를 잡았습니다. 들판과 계곡을 건너 몇 개의 산을 건널 것입니다. 눈이 퍼붓는 산길에서 펑크 난 타이어를 수리할지도 모르지만, 우리는 등수에 연연하지 않기로 눈빛을 교환했습니다. 몇 달 동안 우리는 진실을 말하는 책을 만들었고 충분히 행복했으므로….

| 참고 자료 |

〈건강과 치유의 비밀〉 안드레아스 모리츠 지음/정진근 옮김/에디터

〈과식의 심리학〉 키마 카길 지음/강경이 옮김/루아크

〈구석기 다이어트〉 로렌 코데인 지음/강대은 옮김/황금물고기

〈그릿〉 앤절라 더크워스 지음/김미정 옮김/비즈니스북스

〈기적의 건강법〉 서효석 지음/편강

〈나는 뇌입니다〉 캐서린 러브데이 지음/김성훈 옮김/행성B이오스

〈나는 질병없이 살기로 했다〉 하비 다이아몬드 지음/강신원 옮김/사이몬북스

〈내몸 다이어트 설명서〉 마이클 로이젠, 메멧 오즈 지음/박용우 옮김/김영사

〈늦어서 고마워〉 토머스 프리드먼 지음/장경덕 옮김/21세기북스

〈다이어트 불변의 법칙〉 하비 다이아몬드 지음/강신원 김민숙 옮김/사이몬북스

〈다이어트 진화론〉 남세희 지음/민음인

〈당질 제한식 다이어트〉 에베 코지 지음/이근아 옮김/이아소

〈맥두걸 박사의 자연식물식〉 존 맥두걸 지음/강신원 옮김/사이몬북스

〈먹어서 병을 이기는 법〉 윌리엄 리 지음/신동숙 옮김/흐름출판

〈모든 출산은 기적입니다〉 정환욱과 자연주의 출산 엄마 아빠들 지음/샨티

〈몸에도 미니멀리즘〉 황민연(베지미나) 지음/사이몬북스

〈밀턴 에릭슨의 심리치유 수업〉 밀턴 에릭슨 지음/문희경 옮김/어크로스

〈뱃살이 쏙 빠지는 식사법〉 에베 코지 지음/김은혜 옮김/더난출판사

〈불교음식학: 음식과 욕망〉 공만식 지음/불광출판사

〈비만의 종말〉 가쓰 데이비스 지음/강신원, 김진영 옮김/사이몬북스

〈비타민제 먼저 끊으셔야겠습니다〉 명승권 지음/왕의서재

〈빼지 말고 빠지게 하라〉 황성수 지음/사이몬북스

〈사라진 암〉 한상도 지음/사이몬북스

〈사피엔스〉 유발 하라리/조현욱 옮김/김영사

〈산 음식 죽은 음식〉 더글라스 그라함 지음/김진영, 강신원 옮김/사이몬북스

〈생약학〉 생약학교재 편찬위원회 저/동명사

〈섹스의 진화〉 제레드 다이아몬드/임지원 옮김/사이언스북스

〈소식주의자〉 미즈노 남보쿠 지음/최진호 편역/사이몬북스

〈스마트 체인지〉 아트 마크먼 지음/김태훈 옮김/한국경제신문사

〈시간제한 다이어트〉 조영민, 이기언, 박지연, 최지훈, 이윤규 지음/아침사과

〈쏘팟의 하나만 빼고 다 먹는 다이어트〉 이동훈(쏘팟) 지음/21세기북스

〈아인슈타인이 말합니다〉 알베르트 아인슈타인, 앨리스 칼라프리스 지음/김명남 옮김/에이
도스

〈아침 과일 습관〉 류은경 지음/샘터사

〈암의 역습〉 곤도 마코토 지음/배영진 옮김/전나무숲

〈약물학〉 한국약학대학협의회 약물학분과회 저/신일북스

〈약에게 살해당하지 않는 47가지 방법〉 곤도 마코토 지음/김윤경 옮김/더난출판

〈약용식물 활용법〉 배종진 지음/다차원북스

〈어느 채식의사의 고백〉 존 맥두걸 지음/강신원 옮김/사이몬북스

〈예방접종 어떻게 믿습니까?〉 스테파니 케이브 지음/차혜경 옮김/바람

〈예방접종이 오히려 병을 부른다〉 안드레아스 모리츠 지음/정진근 옮김/에디터

〈요가난다, 영혼의 자서전〉 파라마한사 요가난다 지음/김정우 옮김/뜨란

〈의사에게 살해당하지 않는 47가지 방법〉 곤도 마코토 지음/이근아 옮김/더난출판

〈의지력의 재발견〉 로이 F. 바우마이스터, 존 터어니 지음/이덕임 옮김/에코리브르

〈인생수업〉 법륜 지음/휴

〈이기적 유전자〉 리처드 도킨스 지음/홍영남, 이상임 옮김/을유문화사

〈자연치유 불변의 법칙〉 하비 다이아몬드 지음/이문희, 강신원 옮김/사이몬북스

〈젊어지는 법〉(Become Younger) 노만 워커 지음/국내 미출간

〈제3의 침팬지〉 재레드 다이아몬드 지음/김정흠 옮김/문학사상사

〈조화로운 삶〉 헬렌 니어링, 스코트 니어링 지음/류시화 옮김/보리

〈지방 대사를 켜는 스위치온 다이어트〉 박용우 지음/루미너스

〈지방이 범인〉 콜드웰 에셀스틴 지음/강신원 옮김/사이몬북스

〈지식의 반감기〉 새뮤얼 아브스만 지음/이창희 옮김/책읽는수요일

〈철학의 위안〉 보에티우스 지음/이세운 옮김/필로소픽

〈총, 균, 쇠〉 재레드 다이아몬드 지음/김진준 옮김/문학사상

〈최강의 식사〉 데이브 아스프리 지음/정세영 옮김/앵글북스

〈치매에서의 자유〉 안드레아스 모리츠/이원기 옮김/에디터

〈태초 먹거리〉 이계호 지음/그리시엄소시에이츠

〈플랜트 패러독스〉 스티븐 R. 건드리 지음/이영래 옮김/쌤앤파커스

〈한방병리〉 이종대 지음/정담

〈한방약리학〉 한방약리학 교재편찬위원회/신일북스

〈햇빛의 선물〉 안드레아스 모리츠 지음/정진근 옮김/에디터

〈환자 혁명〉 조한경 지음/에디터

〈호모 데우스〉 유발 하라리/김명주 옮김/김영사

〈효소영양학〉(Enzyme Nutrition) 에드워드 하웰 지음/국내 미출간

〈17일 다이어트〉 마이크 모레노 지음/정윤미 옮김/국일미디어

〈다이어트는 운동 1할, 식사 9할〉 모리 다쿠로 지음/안혜은 옮김/이다미디어

〈4주 해독다이어트〉 박용우 지음/비타북스